Dr. Annette Jasper

Yoga sei Dank

Inhalt

Liebe Leserin, lieber Leser, ... 9

Einleitung 11

Den Krebs besiegen
Meine eigene Geschichte 15

Mit Meditation
Die eigene Heilung herbeiführen 50

Yoga, meine beste Freundin
Katharinas Suche nach Kraft und Energie 57

Neues Feuer entfachen
Wie Maja den Burn-out überwindet 66

Atmung –
Es kann nichts Wichtigeres geben 81

Der erfüllte Kinderwunsch
Arnikas Weg 91

Wie wirkt Hormonyoga eigentlich? 99

Raus aus dem Gedankenkarussell
Cordula findet durch Meditation zu sich 105

Eine große Vision
Carina lebt ihr Erbe 113

Mit Yoga Migräne überwinden
Andreas Weg zur Freiheit 123

Mit Yoga gesund werden
Ein neues Leben für Jule 135

Alles für die Kleinen
Melanies Auszeit 150

Die Midlife-Crisis als Chance sehen
Wie Roland zu sich zurückfindet 158

Nach der Prostitution
    Stefanies Leben geht weiter 171

Die Drogenabhängigkeit besiegen
    Colleen, du allein bist genug! 182

Himmel und Hölle …
    Jürgens Weg zur Freiheit 196

Die dynamische Meditation 209

Die Gedanken sind frei
    Jasons Reise zu sich selbst 210

Mit Yoga gesund und vital 218

Meditation ins Leben integrieren 231

Nachwort 235

Danke 237

Bücher zum Weiterlesen 239

Für Lara und Jannes

*Mögen sie ihr Leben voller Liebe,
Stärke und Dankbarkeit leben.*

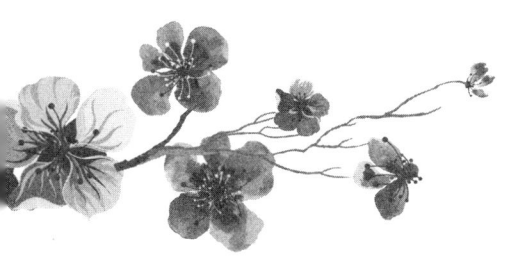

Liebe Leserin, lieber Leser,

als mich Annette fragte, ob ich für ihr neues Buch »Yoga sei Dank« das Vorwort schreiben würde, habe ich mich sehr gefreut.

Die Medien bezeichnen mich ja als Europas erfolgreichsten Motivations- und Erfolgstrainer, und demzufolge werde ich immer mal wieder gebeten, ein Vorwort für ein Buch über Erfolgsstrategien zu schreiben. Ein Vorwort für ein Yogabuch dagegen gab es noch nie.

Ich selbst kam bereits in jungen Jahren mit Yoga in Kontakt, als ich große Rückenbeschwerden hatte. Durch Zufall stieß ich auf ein altes Yogabuch und begann, mich zunächst für die rein körperlichen Übungen zu interessieren.

Doch im Laufe der Zeit erkannte ich, dass Yoga viel mehr ist. Yoga besteht aus Atemtechniken, Yoga ist für mich Meditation, geistige Achtsamkeit – Yoga ist Arbeit am Kern der Persönlichkeit.

Im Rahmen der Verbesserung meiner Stimme für meinen Beruf als Motivationsredner arbeite ich auch an meiner Stimmbildung. Umso überraschter war ich, als ich schließlich entdeckte, dass es 6000 Jahre alte Stimmübungen gibt, die ich praktizierte und die ursprünglich aus dem Yoga stammen.

Natürlich gibt es viele Bücher über Yoga. Doch Annettes Buch ist weitreichender, ganzheitlicher und nachhaltiger. Und nachdem Annette meine eigene Lebensgeschichte kannte – inklusive meiner großen Lebenskrise –, bat sie mich, diese in ihrem Buch zu verarbeiten. Und dem bin ich gern nachgekommen. Denn verschiedene von mir praktizierte Übungen aus dem Gebiet des Yoga halfen mir vor vielen Jahren, diese größte Krise meines Lebens zu überwinden.

Ich bin mir deshalb sicher, dass Annettes Buch vielen Menschen helfen kann, ihren Lebensweg leichter und besser zu meistern. Ich wünsche ihr viel Erfolg und hoffe, dass es möglichst viele Menschen erreichen wird.

Und nun viel Spaß, Freude und gutes Gelingen beim Lesen – und hoffentlich beim Umsetzen! – der hier beschriebenen Inhalte.

Herzlichst,
Jürgen Höller

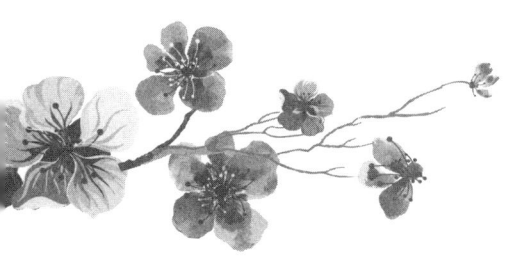

Einleitung

Dieses Buch möchte dir Vertrauen in deine eigene Kraft und Heilung geben. Vertrauen ist etwas, was wir nicht sehen, hören, fühlen oder schmecken können. Unser Verstand kann Vertrauen nicht beweisen. Dennoch ist es da. Genauso wie das Gute, das Göttliche in uns. Wenn wir lernen, darauf zu hören, uns mit dieser inneren Weisheit zu verbinden, dann sind wir unendlich stark.

Leider haben wir in unserer Gesellschaft verlernt, in uns hineinzuhören. Wir haben gelernt, dass nur kontrollierte Doppelblindstudien Sicherheit bringen. Das tun sie jedoch nicht. In den Universitäten wird angehenden Ärzten beigebracht, wie die Anatomie des menschlichen Körpers funktioniert. Der Mensch wird seziert und wieder zusammengebaut. Die moderne Medizin benutzt Statistiken und Studien, entwickelt Formeln, legt Regeln fest. Dem liegt eine Überzeugung zugrunde, dass der menschliche Körper wie eine Maschine funktioniert. Die Seele jedoch scheint da nicht zu existieren.

Wir bestehen aus Körper, Geist und Seele. Und kein Teil kann vollständig gesund sein, solange es nicht auch die anderen sind. Die Teile lassen sich eben nicht voneinander trennen. Wenn du einen gesunden Körper haben willst, musst du deinen Blick auch auf die emotionale und seelische Gesundheit richten.

Ich erlebe das in meiner Praxis. Täglich kommen Menschen zu mir, die an Tinnitus, Nackenschmerzen und Rückenproblemen leiden. Nie entstehen diese Probleme aus dem Nichts. Immer liegt ein seelisches Ungleichgewicht vor. Ich sehe deutlich, dass es sich bei den schmerzhaften Symptomen auf physischer oder emotionaler Ebene in Wirklichkeit um Hinweise der Seele handelt. Es sind Signale, die dem Betroffenen sagen wollen: »Schau da mal hin. Da stimmt etwas nicht.« Es sind Stimmen, die Aufmerksamkeit wollen. Sie wollen, dass der Mensch nach innen schaut. Unser Leben jedoch ist meist zu laut. Wir hören diese Stimmen nicht und sehen diese Signale nicht. Es ist einfacher, seinen Körper zu trainieren und wohl definierte Muskeln zu erhalten, als seinen Geist zu stärken und seine Seele zu beachten. Für die meisten von uns ist es selbstverständlich, morgens seinen Körper zu waschen, also Körperhygiene zu betreiben. Weitaus schwieriger ist es jedoch, Seelenhygiene zu praktizieren. Warum ist das so? Hat unsere Gesellschaft dafür keine Zeit?

Symptome werden als etwas Lästiges angesehen. Der Arzt soll sie schnell mit einer Tablette beseitigen. Symptome dauerhaft mit Tabletten oder Massagen zu beseitigen ist so, als würde man die Anzeigeleuchte beim Auto zukleben, anstatt herauszufinden, was das Auto benötigt, wenn es nicht mehr fährt. Wir sind darauf geeicht zu funktionieren. Wer Erfolg hat, hat keine Zeit zu haben, sonst stimmt etwas nicht. Beschäftigen wir uns erst mit uns, wenn es fast zu spät ist, wenn wir erkrankt sind? Geben wir uns erst dann die Erlaubnis innezuhalten?

Bei mir war es tatsächlich so. Erst mit der Krankheit habe ich erfahren, dass das Leben an mir vorbeigezogen war. Ich erkannte: Mein Leben kreiere ich selbst. Ich ganz allein erschaffe meine Gefühle, meine Gesundheit und meine Krankheit.

»Der Geist ist das Leben.
Der Verstand ist der Erbauer.
Das Physische ist das Ergebnis.«

– Edgar Cayce –

Dieses Zitat berührte und weckte mich. Es begleitet mich nun durch mein Leben. Denn wir müssen erkennen, dass unsere körperliche und geistige Gesundheit durch unsere Gedanken beeinflusst werden. Es gibt keine Trennung zwischen Körper, Geist und Seele. Der Mensch ist eben keine Maschine. Aus genau diesem Grund arbeitet ein tibetischer Arzt ganz anders als ein europäischer. Die Seele spricht durch unseren Körper mit uns. Sie zeigt uns durch Schmerz und Krankheit, wo etwas nicht stimmt. Schauen wir weg, können wir nicht gesunden. Bereits Napoleon Hill wusste: »Gedanken und Gefühle wirken sich auf die körperliche Gesundheit aus.« Jeder Gedanke, den wir denken, wird von einem Gefühl begleitet, und jedes dieser Gefühle ist mit einer bestimmten biochemischen Reaktion verbunden. Gedanken, die mit Stärkung, Liebe und Unterstützung zu tun haben, führen zu einem Anstieg von Immunkräften und einem Rückgang von Stresshormonen. Gedanken der Rache, des Kummers oder der Wut verursachen entzündliche Prozesse und begünstigen degenerative Erkrankungen, wenn sie längere Zeit im Körper verbleiben.

Wichtig: Wir haben immer die Möglichkeit, uns für den Gedanken zu entscheiden, der sich besser anfühlt!

Ich weiß nun: Meine Gesundheit beginnt in meinem Kopf!

Mein Glaubensbekenntnis

Ich glaube an mich selbst!
Geht nicht, gibt es nicht, und kann ich nicht, liegt tot daneben.
Was ich nicht kann, das lerne ich!
Und wenn es bislang noch keiner geschafft
hat, dann bin ich die Erste,
denn dies ist mein Leben, hier bin ich der Chef.
Die Welt und die Menschheit brauchen mich,
ich bin vollkommen – denn ich bin ein Teil
von Gott, ein Teil vom Ganzen.
Und ich erwarte nur das Beste vom Leben!

Den Krebs besiegen
Meine eigene Geschichte

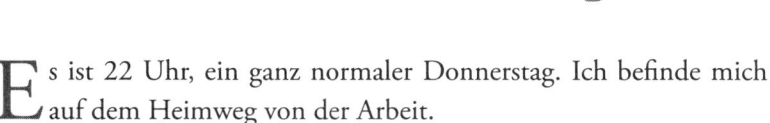

Es ist 22 Uhr, ein ganz normaler Donnerstag. Ich befinde mich auf dem Heimweg von der Arbeit.

Ein voller Tag in der Praxis beginnt um acht Uhr und endet gegen 21 Uhr, dann mache ich noch etwas Büroarbeit, so bis spätestens 23 Uhr. Meine Patienten sind mir wichtig. Ich mache mir Gedanken über ihre Therapiepläne, was jeweils das Beste für sie ist, dann müssen noch Versicherungsfragen beantwortet werden ... Bei einer vollen Praxis ist diese Arbeit nicht zwischen den Patienten zu bewältigen. Sie muss am Abend oder am Wochenende erledigt werden. Es ist okay.

Jetzt, um diese Zeit, schlafen meine Lieben. Meine Kinder, sie sind meine Schätze! Es ist so gut, dass es sie gibt. Ohne sie wäre ich nicht vollständig. Sie zeigen mir jeden Tag, wie viel mehr das Leben zu bieten hat. Sie zwingen mich, das Leben in allen Facetten zu leben, nicht nur an die Praxis und meine Patienten zu denken.

Ich bin also auf dem Heimweg, und die Liebe meines Lebens, mein Mann, wartet auf mich. Es ist so ein schönes Gefühl zu wissen, dass da jemand ist. Ja, wir sind schon sehr lange zusammen und sprengen jede Statistik – weit über zwanzig Jahre. Wir haben uns in der Schule kennengelernt. Es ist eine Ewigkeit her, oder war es doch erst gestern? Was haben wir für tolle Dinge miteinander erlebt, schon viel von der Welt gesehen.

Da ist noch mehr, was auf uns wartet. Und er wartet auf mich. Er ist keiner, der ständig anruft oder mich irgendwo abholt und eine große Show daraus macht, nein, dazu bin ich vermutlich auch zu selbstständig und er zu bequem. Er ist einer, der zuverlässig und still daheim wartet und dadurch eine unendliche Ruhe ausstrahlt. Gern sitzen wir dann noch ein wenig beisammen, trinken vielleicht ein Gläschen Rotwein. Wir sind glücklich, einander zu haben, und können jeweils den anderen loslassen, damit er sich entwickeln und wiederkommen kann.

Die Diagnose

Ist heute wirklich ein ganz normaler Donnerstag? Mein Gesicht ist nass von den Tränen. Ich kann kaum die Straße sehen. Gut, dass ich den Weg ohnehin mit geschlossenen Augen fahren kann. Heute ist der 24. April 2012. Nie merke ich mir irgendwelche Daten. Manchmal muss ich sogar überlegen, wann meine Verwandten Geburtstag haben, ich musste auch schon mal darüber nachdenken, wie alt ich bin. Es ist mir einfach nicht wichtig. Es ist nicht so, dass ich ein Problem mit Zahlen habe, nein, gar nicht. Ich wollte sogar Mathematik studieren. Aber: Dieses Datum ist nun in meinem Kopf eingraviert, unauslöschbar, da bin ich mir sicher. Heute gegen vierzehn Uhr rief mich mein Internist an und verkündete die Bestätigung seines Verdachts: *Ich habe Krebs.*

Ich bin zweiundvierzig Jahre alt, meine Kinder sind zwölf und sieben. Was soll das jetzt?! Es ist schon verrückt, wie das Lebenskarussell anhalten kann. Abrupt. Das Schreckensgespenst Krebs, welches sonst nur »andere« Menschen befällt, ist bei mir angekommen und bedroht mein Leben. Es will mir alles wegnehmen, was ich habe. Es wird nun mein Schicksal sein, der Punkt, an dem sich alles ändern wird. Plötzlich wird alles infrage gestellt, was bisher galt.

Den Verdacht hatte ich seit zwei Wochen. Ich merkte einfach, dass in meinem Körper etwas nicht stimmte, aber eigentlich erst, seitdem ich beim Orthopäden war und dieser nichts gefunden hatte. Das morgendliche Joggen lief etwas zäh. Meine Yogasession hatte ich schon seit Längerem vernachlässigt. Ich war nicht so ausdauernd wie sonst. Außer der unregelmäßigen Rückenschmerzen hier und da hatte ich keine Schmerzen. Verdrängen und weitermachen, ja, das konnte ich gut. Eigentlich dämmerte das ungute Gefühl erst in mir, als meine Mutter fragte: »Woher kommen denn deine Rückenschmerzen dann, wenn der Orthopäde nichts findet?« Von da an hatte ich ein ungutes Gefühl, und als der Stuhl dann auch noch »komisch« wurde, war mir vollkommen klar: Das geht nicht gut aus. Schließlich hatte ich auch Medizin studiert. Ich hatte es gelernt, und dies war fest in meinem Kopf verankert: Blut im Stuhl ist das sichere Vorzeichen des Todes. Das zumindest hatte ich aus dem Studium im Kopf abgespeichert. Nun war es Gewissheit. Ich bekam es sogar schwarz auf weiß. Das Telefonat mit meinem Internisten lief zwischen zwei Patiententerminen in meiner Praxis. Professionell, wie ich nun mal bin, habe ich ruhig weitergearbeitet. Erst jetzt, da ich auf dem Heimweg bin, wird mir bewusst, welche Nachricht ich heute erhalten habe: mein Todesurteil.

Daheim angekommen sieht mein Liebster sofort, dass ich aufgewühlt bin und nimmt mich in den Arm. Die halbe Nacht weinen wir gemeinsam, unterhalten uns, es fehlen uns jedoch die richtigen Worte, wir weinen wieder. Wir können es nicht glauben. Wir können nicht wahrhaben, dass ich so krank sein soll. Ich bin stark. Nie war ich krank. Daher habe ich auch gar keinen Arzt. Nur eine Medizinerin wird von mir mehr oder weniger regelmäßig aufgesucht: meine Gynäkologin. Ich habe höchstens Schnupfen, Kopfschmerzen und Nackenverspannungen. Irgendwann schlafen wir fest umschlungen, als wenn wir uns nicht loslassen könnten, ein. Am nächsten Tag, es ist ein Freitag, bringe ich ganz normal die Kinder in die Schule und fahre in die Praxis, um meine Patienten zu versorgen. Alles normal?

Ich bin ein Verdrängungskünstler. Der Internist hat wohl recht. Wir hatten vereinbart, dass so schnell wie möglich eine Darmspiegelung durchgeführt werden sollte. Das bedeutet: Ich muss mir den Montag freischaufeln. Patienten werden vorverlegt und umbestellt. Viele ärgern sich und schimpfen mit meinen Mitarbeiterinnen, die meisten jedoch zeigen Verständnis. Natürlich wissen weder die Mitarbeiterinnen noch die Patienten den wahren Grund. Das Wochenende steht unter der Vorbereitung für die Darmspiegelung. Ich bin nervös, ängstlich, eine Übermutter, erdrücke die Kinder mit meiner Liebe aus Angst, ihnen diese bald nicht mehr geben zu können. Die wildesten Gedanken laufen mir durch den Kopf. Jetzt ist es gar nicht so förderlich, dass ich Medizin studiert habe. Verdammt, ich weiß zu viel. Ich kann mir nichts vormachen, ich kenne mein Schicksal.

Knallharte Tatsachen

Bitte, lieber Gott, lass es ein kleiner Tumor sein, den die Ärzte wegschneiden können, nur keine Metastasen, nur keine Metastasen … Mit diesen Gedanken schlafe ich ein. Wenn mich die Kinder nicht sehen, laufe ich wie ein Zombie durch die Gegend, weine. Natürlich bemerken sie mein verweintes Gesicht.

»Der Mama geht es nicht gut. Sie hat eine schlechte Phase«, so die Erklärungen meines Mannes. Wir wollen und können nichts sagen. Wir sind selbst sprachlos. »Wir warten ab, schauen, wie schlimm es tatsächlich ist. Es kann nicht so schlimm sein, denn dir geht es ja gut.«

Leider sollte er nicht recht behalten. Die kommende Woche hat es in sich: »Sie haben einen großen Tumor im Enddarm und vermutlich Metastasen in der Leber«, sagt der Internist. »Ich möchte, dass sie sofort in die Klinik fahren und sich dort weiteren Untersuchungen unterziehen. Es ist ernst. Noch wenige Wochen, und sie haben einen Darmverschluss, und man kann nichts mehr für sie tun.«

Die folgenden Untersuchungen in der Klinik ergeben sogar fünf Metastasen in der Leber. Fünf! Das heißt: Meine Leber ist dahin. Oh, mein Gott, ich werde fast ohnmächtig. Der Boden unter meinen Füßen verschwindet. Warum ich? Was habe ich falsch gemacht? Meine Kinder! Ich weine jede Träne, die ich aus meinem Körper rausdrücken kann. Ich will das nicht. Ich will die ganzen Behandlungen, die die Ärzte mir dringend anraten, nicht. Ich will keine Chemotherapie. Ich will keine Bestrahlungen. Ich will keine Behandlung. Ich will so bleiben, wie ich bin. Über all diese Behandlungen habe ich im Studium gelesen, gelernt, ausgemergelte Menschen in Zeitschriften und Filmen gesehen. Ich will nicht so werden! Dann will ich lieber sterben. Ich habe keine Angst vor dem Tod. Ich habe Angst vor der Behandlung, vor den Folgen, den Nebenwirkungen der Chemotherapie. Ich will nicht regungslos im Bett liegen.

Steve Jobs, ein großes Vorbild von mir, ist 2011 an Krebs verstorben – und nun auch Patrick Swayze. Er hatte etwas Ähnliches. Ich weiß, meine Chancen sind miserabel. Verdammt. Verdammt. Ich will das einfach nicht. Nachdem alle Untersuchungen in Windeseile innerhalb einer Woche abgeschlossen sind, ist klar: Meine Krebserkrankung ist weit fortgeschritten. Ich soll eine intensive Chemotherapie erhalten, damit sich die Krebszellen nicht weiterentwickeln, und Bestrahlungen, um den Primärtumor im Darm in Schach zu halten und so einzugrenzen, dass er operiert werden kann. Wenn dieser herausgeschnitten ist, soll die Leber drankommen. Die Hoffnung ist, dass die Ärzte die Metastasen herausschneiden können. »Noch vor fünf Jahren hätten wir ihnen sagen müssen: Gehen Sie bitte nach Hause, denn wir können nichts für Sie tun. Heute können wir sagen, dass wir fünf solche Fälle behandelt haben und gute Erfahrungen gesammelt haben, jedoch können wir keine Aussage zu Ihren Chancen machen«, erklären mir die Ärzte. »Jedoch, wenn Sie sich nicht operieren lassen, können wir Ihnen versichern, dass Sie höchstens noch sechs Monate haben.«

Peng!

Mein erster Gedanke gilt den Kindern: Was soll aus ihnen werden? Mein zweiter Gedanke gilt meinem Mann: Was, wenn er mich verlässt? Was, wenn er es nicht mit ansehen kann, wie ich mich verändere? Mein dritter Gedanke gilt meinem Praxisteam: Wie soll es dort weitergehen? Die Mitarbeiter verlassen sich auf mich, dass sie ihr Gehalt bekommen. Die Patienten verlassen sich darauf, dass sie eine gute Zahnbehandlung bekommen. Was ist mit den laufenden

Behandlungen? Ich bekomme eine Woche Zeit, um alles zu regeln. Dann soll es losgehen.

Auf in den Kampf

In einer schlaflosen Nacht treffe ich einen Entschluss: Ich werde kämpfen! Es sollte mein größter Kampf werden. Alles in meinem bisherigen Leben war eine Vorbereitung darauf gewesen – eine Aufwärmübung. Ich lasse mich nicht unterkriegen! Nein, niemals. Ich zeige meinen Kindern, was es heißt, stolz seinen Weg zu gehen. Für meine Kinder halte ich alles aus. Ich mache sie stark für ihr Leben. Nichts soll sie umhauen. Mit allem sollen sie fertig werden können. Und ich zeige ihnen, wie das geht. Wenn dein Warum groß genug ist, entwickelst du unfassbare Kräfte. Auf in den Kampf! Als ich ein kleines Mädchen war, vielleicht sechs Jahre alt, betete ich jeden Abend mit meinem Omchen vor dem Zubettgehen. Ich bedankte mich ganz brav für alles Gute des Tages. Heute weiß ich, dass es eine Fokussierung auf das Positive ist. Der Samen wurde schon in sehr frühen Jahren gelegt. Nun ging es darum, diesen schön zu begießen und zu pflegen.

Innere Kräfte mobilisieren

Yoga, meine Kraftquelle, meine Ruhepause. Da bist du wieder. Endlich spüre ich wieder in meinen Körper hinein. Tatsächlich, ich habe lange nicht mehr hingehört. Nun spüre ich sie wieder, die innere Kraft. Wie gut wir mit Krisensituationen umgehen und diese bewältigen können, hängt von unserer inneren Kraft, unserer Einstellung, ab. Aber: Der Weg zur inneren Kraft und Weiterentwicklung geht über Ruhe und Achtsamkeit. Die kommende Woche, bevor die Therapie beginnt, wird wie eine Schlacht, die es zu gewinnen gilt, geplant.

- Kinder aufklären
- Familie benachrichtigen
- Zweitmeinung zur Therapie einholen
- Mitarbeiter aufklären
- Für die Praxis eine Vertretung finden
- Alle Unterlagen sortieren
- Patientenverfügung aufsetzen
- Einen Laptop kaufen, damit ich in der Klinik arbeiten kann, dazu eine Remoteverbindung zur Praxis
- Kleidung und Kosmetika für die Klinik kaufen
- Bücher, die ich lesen will, besorgen …

Wenn ich an diese Woche denke, bleibt mir die Luft weg. Aber: Eine Entscheidung ist eine Entscheidung, und aufgeben gibt es nicht, nicht für mich. Lieber sterbe ich unterwegs als im Klinikbett. Gesagt, getan. Die Kinder aufzuklären, ist nicht einfach. Unsere Tochter weint, macht sich Sorgen. Unser Sohn weiß damit nicht viel anzufangen. Wir klären auf, sprechen über den Darm und seine Aufgaben und schauen uns eine Schweineleber genau an. Wir besprechen ganz wissenschaftlich die Tatsachen und dass eine schwierige Zeit vor uns liegt. Jedoch lassen wir keinen Zweifel daran aufkommen, dass ich es schaffe. Vor den Kindern kann ich stark sein. Wenn ich allein oder mit meinem Mann bin, nicht. Für die Kinder ist dieses klärende Gespräch wichtig, längst hatten sie gemerkt, dass etwas nicht stimmt. Wir regeln die Hausaufgaben und die Lernzeiten. Ich organisiere für meine Tochter, dass sie immer zur Schülerhilfe gehen kann, wenn sie in der Schule etwas nicht versteht und mich nicht fragen kann. Wir halten uns fest und tun das, was ich bereits seit zwei Wochen tue: Wir weinen und sprechen uns gegenseitig Mut zu. Als Nächstes ist meine weitere Familie zu benachrichtigen. Meine Mutter und meine Oma, liebevoll Omchen genannt, wohnen 600 Kilometer von uns getrennt gemeinsam in einer Wohnung. So aufgelöst, wie ich bin, ein nervliches Wrack, fühle ich mich außerstande, diese Autofahrt anzutreten. Ihnen telefonisch mitzuteilen, dass ich an Krebs erkrankt und demnächst in der Klinik anzutreffen bin, kommt natürlich gar nicht infrage. Mein kleiner Bruder fährt mit mir. Mein lieber Mann und die Kinder bleiben daheim. Wir versuchen, sie so wenig wie möglich zu traumatisieren. Ich bekomme es sogar hin, dass meine kleine Schwester von ihrem Studienort auch zu unserer Mama kommt. So habe ich ziemlich viele beisammen. Natürlich weiß meine Mutter sofort, dass wir nicht einfach so zu Besuch da sind, sondern etwas zu berichten haben.

Heilende Tränen

Das, was ich zu sagen habe, zieht ihr genauso den Boden unter den Füßen weg wie mir.
    Meine Mama weint.
    Mein Omchen weint.
    Mein Bruder weint.
    Meine Schwester weint.
    Ich weine.

Weinen hat etwas Reinigendes. Es wird ein Vorhang weggeschoben. Es wird Platz geschaffen für etwas Neues. Weinen beruhigt und lässt verarbeiten, leitet negative Energie aus. Wir weinen einen Tag lang, diskutieren, lamentieren, teilen unsere Ängste und Sorgen. Die Traurigkeit und Angst vereinigen uns. Erst jetzt verstehe ich, wie wichtig es ist, zu trauern und laut zu weinen, am besten in der Gruppe. Manchmal sehen wir im Fernsehen, wie Frauen aus Urvölkern in einer Gruppe um jemanden laut und ausgiebig tagelang weinen. Früher dachte ich: unmöglich, was für eine Show. Heute weiß ich, wie wichtig das ist. In unserer Gesellschaft werden viel zu viele Gefühle unterdrückt. Ein tibetischer Arzt sagte mir einmal: »Als Zahnärztin werden Sie täglich mit den Ängsten Ihrer Patienten konfrontiert. Sie müssen einen Weg finden, diese wieder auszuleiten, sonst bleiben Sie bei Ihnen und verursachen unverarbeitete Geschwüre.«

Sollte es Zufall sein, dass ich gerade Darmkrebs habe? Es gibt keinen Zufall, nur Dinge, die wir nicht verstehen. Heute weiß ich, wir haben an diesem Tag um mein altes Leben getrauert. Meine Mutter hat allein vier Kinder großgezogen. Sie ist eine kluge Frau, sie hatte nie studiert, obwohl sie das Zeug und die Abiturnoten dafür gehabt hätte. Sie hat gekämpft und jeden Cent umgedreht. Jetzt, wo wir alle so traurig beisammensitzen, steht sie auf und sagt: »Kinder, wir müssen alle etwas essen. Lasst uns ins Restaurant gehen.« Dieses Mahl werde ich nie vergessen! Meine Mutter lädt uns ein. Es ist ihr egal, wie viel es kostet. Am Ende ist ein Plan gemacht: Wir schaffen das! Alle wollen uns helfen und für uns da sein.

Meine Mama kommt zu uns nach München, wenn ich meinen langen Klinikaufenthalt habe. Sie muss Omchen mitbringen, da diese nicht allein bleiben kann. Sie muss betreut werden. Schließlich haben wir ein Haus, wenn auch ein kleines, aber wir machen Platz für die beiden. Dann ist mein lieber Mann nicht für alles allein verantwortlich. Haushalt, Kinder, Hund und Arbeit und eine kranke Frau sind schon viel. Erleichtert fahren mein Bruder und ich wieder nach München.

Step by step

Nächster Punkt: Die Mitarbeiter aufklären und eine Vertretung für die Praxis finden. Unfassbar, da sagt doch der Kollege, der mein Vertreter werden will, bei der Lohnverhandlung: »Ich weiß ja nicht, ob sie wiederkommen. Der Letzte, der zu mir sagte, es wäre nur für ein Jahr, ist nach sechs Monaten verstorben.« Wie kann das sein, dass ein Mensch so taktlos ist? Und dann auch noch ein Mediziner. Leider habe ich keine Zeit, jemand anderen in der Kürze zu finden, und da der Kollege fachlich einen guten Eindruck macht, nehme ich ihn. Ich habe ja auch eine angestellte Assistentin in der Praxis. Ich möchte sie nur nicht mit der ganzen Verantwortung allein lassen. Schließlich ist sie noch nicht lange Zahnärztin. Meine Mitarbeiterinnen sind süß: Beim Abschied schenken sie mir ein Bild voller Herzen und weinen alle. Mir wird sofort bewusst, was mir bis dahin im Herzen nicht klar war: Ich habe ein tolles Team! Meinen Patienten erzähle ich nicht die Wahrheit. Ich habe Angst, dass sie es mir nicht mehr zutrauen, sie gut zu behandeln. Zu groß sind die vorgefassten Meinungen, ein Krebskranker »mache es nicht mehr lang«. Mit dem Team einige ich mich darauf zu erzählen, dass ich eine Auszeit nehme müsse – wegen meines Rückens. Damit können wir leben.

Unfassbar, was mein Team erleben muss, wie erbost manche Patienten sind, wenn meine Mitarbeiterinnen ihnen die Termine nicht bei mir anbieten können. Wir wissen ja nicht, wie es mir gehen wird, wann ich wieder arbeiten kann. Ich weiß nicht, was manche Menschen sich vorstellen, wie Ärzte zu sein haben. Schließlich kann auch ein Arzt mal krank werden.

Ich arbeite in der Woche vor dem ersten Klinikaufenthalt wie eine Wahnsinnige. Ich will alles in Ordnung hinterlassen. Ich will alles unter Kontrolle haben, schaffe es, die Remoteverbindung zu bekommen, hole mir ein iPad, Macbook und Kopfhörer, Unmengen an Büchern und schöne bunte Kleidungsstücke, die Lebensfreude ausstrahlen. Ich lasse meinen Körper enthaaren, denn schließlich habe ich Darmkrebs. Bedeutet: Die Bestrahlungstherapie, die ich erhalten werde, ist am Hintern.

Ab in die Mühle

Ich erhalte Markierungen an meinen Unterkörper, die Informationen darüber geben, wie ich bei der Bestrahlung zu lagern bin. Die Markierungen werden mit wasserfesten Stiften und Klebestreifen gemacht. »Für die kommenden zwölf Wochen dürfen Sie sich am Unterleib nur mit klarem Wasser waschen«, erklärt mir die Schwester. Waas? Ich darf mich nicht duschen? Was ist das wieder für eine Scheiße? Kann man das nicht anders machen?

»Die Seifen und Duschgels sind zu stark. Sie würden wund werden. Wenn Sie erst einmal wund sind, werden die Wunden schlecht abheilen. Besser ist, sie werden nicht wund.« Okay, jetzt hatte ich erst recht Angst. Und wirklich: Die Bestrahlungstherapie sollte die schlimmste der Behandlungen werden. Eigentlich merkt man am Anfang nichts. Gut, man fühlt sich wie ein Stück Vieh, wenn man so halb nackt auf einer Bare liegt und zwanzig Minuten bestrahlt wird. Ich versuche, immer zu meditieren oder an schöne Augenblicke meines Lebens zu denken. Nach einigen Wochen ist jede Bestrahlung eine Qual. Du weißt, dass dein Bauchraum und Unterleib danach rebelliert. Was aber noch schlimmer ist: Deine Psyche spielt verrückt. Du bist ganz allein in dieser Röhre. Die Menschen, die dort arbeiten, ganz besonders die Mediziner, zeigen keine Regung, kein Lächeln. Es ist, als ob sie dich schon längst aufgegeben hätten.

»Wollen Sie, dass wir Eizellen einfrieren? Nach der Therapie dürfen Sie nämlich nicht mehr schwanger werden. Am besten ist vermutlich, wir entfernen die Eierstöcke gleich mit«, ist die nächste Hiobsbotschaft der Mediziner. Ich kann das überhaupt nicht leiden, immer wieder, gerade wenn ich eine Nachricht verdaut habe, gleich mit der nächsten Hiobsbotschaft beschäftigt zu werden. Klar kann ich keine Kinder mehr bekommen. Es geht ja auch darum, dass ich überhaupt überlebe! Ja, ja, ich wollte eigentlich schon noch mehr Kinder, am liebsten noch zwei weitere. Mein Traum ist eine Großfamilie. Ich träume davon, mit vielen Kindern, Enkelkindern und Freunden im Garten zu sitzen. Als ich Mitte zwanzig war, konnte ich mir Kinder ganz und gar nicht vorstellen. Ich wollte das Glück mit meinem Mann nicht mit Kindern teilen. Wie klein ich damals gedacht hatte.

Was uns oft von unserem größten Glück abhält, ist die Tatsache, dass wir zu klein denken.

Nun sollte ich auch noch entscheiden, ob die Eierstöcke ebenso raus sollen. »Einige Wochen haben Sie noch Zeit für die Entscheidung, da zunächst die Chemotherapie und die Bestrahlungen starten, erst zu einem späteren Zeitpunkt kommen die OPs«, beruhigen mich die Ärzte. »Durch die Bestrahlung am Unterleib werden Sie ohnehin in kürzester Zeit in die Wechseljahre kommen.«
Peng!
Wechseljahre. War in dieser Phase nicht gerade meine Mutter? Jammerte sie nicht gerade davon, wie ihr Hitzewallungen zu schaffen machten? Auch bei einigen meiner Patientinnen habe ich solche Probleme mitbekommen: Körper und Psyche stellen sich um. Das dauert unterschiedlich lang. Also mit Wechseljahresbeschwerden wollte ich mich jetzt gar nicht beschäftigen. Wohin komme ich da, wenn ich mir um alles einen Kopf mache.

Ich nehme doch nicht alles einfach hin, was mir vorgelegt wird: »Nein, ich mache mir die Welt, wie ich sie haben will.«

Dann die Sache mit der Zweitmeinung und der richtigen Klinikauswahl: »Also, wenn ich schon so einen Mist durchleben muss, dann bitte schön in einer schicken Klinik. So eine wie die Schwarzwaldklinik kann ich mir gut vorstellen«, sind meine Worte an meinen Liebsten. Hm. Ich will die besten Ärzte auf diesem Gebiet, schließlich bin ich selbst Ärztin und weiß, wie wichtig die Wahl des Mediziners ist. In kürzester Zeit mobilisiere ich alle meine Kontakte, nur um festzustellen, dass die Ärztekombination, wie sie mir die Klinik, in der ich war, bietet, außergewöhnlich und richtig gut ist. Denn: Ich brauche einen Darmspezialisten und einen Leberspezialisten. Genau darauf hat sich die Neuerlicher Klinik spezialisiert. Das Gebäude und die Zimmer selbst sind wenig erfreulich, und ich hadere und kämpfe mit mir selbst. Natürlich entscheide ich mich für die Ärzte und nehme das Gebäude in Kauf. Es stellt sich im Laufe der Zeit ohnehin als großer Vorteil heraus, dass die Klinik in der Nähe meines Wohnorts ist. Mein Mann und meine Freunde können mich auf diese Weise öfter besuchen.

To-do-Liste

Das ist meine Vorbereitung auf den Beginn meiner Krebstherapie, die aus Chemo-, Bestrahlungstherapie und Operationen an Darm und Leber bestehen und ein Jahr andauern sollen.

- Mein Entschluss, nicht aufzugeben, steht. Es zu schaffen, für meine Kinder, ihnen ein gutes Vorbild zu sein. Ich werde da sein, wenn meine Kinder die Schule absolviert haben und ihr Abiturzeugnis erhalten. Ich begleite sie in ihrem Leben und mache sie stark.
- Ich lebe mein Leben. Nun gehört also eine Krebserkrankung auch dazu. Ich übernehme die Macht, die Verantwortung über meine Gedanken und rede mir ein, dass ich diese Erkrankung in unserer Familie bekommen habe, weil ich die Stärkste bin. Gott weiß, dass ich es schaffen werde. Er wird mir helfen. Ich denke an all die besonderen Menschen aus der Öffentlichkeit, die eine Krebserkrankung haben oder hatten, ganz gleich ob

sie noch leben oder verstorben sind. Ich fühle mich solidarisch mit diesen Menschen. Ich weiß, dass mein Leben durch diese Erfahrungen voller werden wird.
- Ich besorge mir Anker: Mein gelbes Tuch gibt mir Sonne. Ich kaufe mir extra Kleidung für die Klinik, um »schön« zu sein. Ich kaufe mir eine extra Bodylotion und einen milden Duft.
- Ich überlasse nichts dem Zufall, stelle mir jede Situation im Geiste vor und überlege, wie ich mit dieser umgehen will.
- Ich lasse eine professionelle Zahnreinigung durchführen und meine Zähne checken, schließlich schadet die Chemotherapie dem Zahnfleisch und den Zähnen.
- Ich gehe zum Frisör und zur Kosmetikerin.
- Natürlich suche ich mir eine schicke Perücke aus. Eigentlich will ich das nicht, aber meine Gynäkologin gibt mir diesen Tipp. »Sie werden sich stärker und sicherer fühlen, und die Menschen werden Sie nicht so anstarren, als wenn Sie ihren kahlen Kopf zeigen«.
- Ich tue also alles, um Haltung zu bewahren. Das gibt mir Stärke und Kraft. Es geht mir nicht um eine Show. Es geht um nichts Minderes als meine Psyche.
- Ich sage allen Menschen, die mir wichtig sind, *wie* wichtig sie mir sind, und meinen Lieben, dass ich sie über alles liebe. Ich mache mein Testament und eine Patientenverfügung. Es soll alles geregelt sein, nur für alle Fälle.
- Ich nehme die Erkrankung als Herausforderung, mit der ich umgehen kann, nicht als Schicksal, das über mich hereinbricht und ich machtlos bin.

- Weiterhin mache ich täglich Yoga und gehe mehrmals in der Woche joggen.
- Ich lasse mir von meinem Mann einige Filme besorgen, damit ich mich damit im Krankenhaus ablenken kann.

Es geht los: die Chemotherapie

Zunächst einmal bekomme ich einen direkten Weg zur Arterie, einen sogenannten Port. Das ist von nun an mein Erkennungszeichen – das für einen Krebskranken. Diesen Port sollte ich vier Jahre behalten. Am Anfang dachte ich, nur wenige Monate. Da ich schlank bin, schaut dieser Fremdkörper wie eine Geschwulst/eine Beule unter meinem Schlüsselbein hervor. Da ich nicht als krebskrank abgestempelt werden will, trage ich natürlich mein gelbes Tuch drüber. Schwupp, ich bin wieder gesund. Bei der Chemotherapie ist es nicht so, wie ich es aus Filmen kenne. Dort wird dargestellt, wie die Menschen, direkt nachdem sie die Infusion erhalten haben, spucken und sich vor Schmerzen winden. Man bekommt schon vorher und zwischendrin Mittel gegen Übelkeit, Durchfall und Schmerzen. Zunächst merke ich das Gift nicht. Das ist ganz angenehm, weil ich mir weiterhin schön einreden kann, ich bin gesund. Da mein Körper jung und bis auf den Krebs »gesund« ist, der Krebs schnell gewachsen ist und früh Metastasen gebildet hat, bekomme ich eine hochdosierte Chemomischung und werde stündlich überwacht. Nach einigen Tagen kommen die Bestrahlungen dazu. Das heißt, ich hänge Tag und Nacht an der Infusion, und am Abend bringt mich ein Taxi in eine andere Klinik zur Bestrahlung. Diese spezielle Art der Bestrahlung gibt es in meiner Klinik nicht. Ich werde also für 1,5 Stunden vom Tropf genommen. Das ist ganz gut, weil ich mich dann auch vernünftig umziehen kann, mit dem Tropf als Anhängsel geht das nämlich nicht so gut. Ich bin ganz stolz, alles gut zu meistern. Ich ziehe mich gut an, pflege meinen Körper, dufte gut, muss mich nicht übergeben, habe kaum Durchfall, versuche, mich abzulenken. Nach vier Tagen bin ich ein Wrack. Ich glaube, bei mir greift die Chemotherapie die Psyche an. Ich werde depressiv. Ich vermisse meine Kleinen. Ich möchte mit meinen Kindern schmusen, ihnen bei den Hausaufgaben helfen, ihnen eine Geschichte vorlesen, will die Hand meines Mannes halten. Ich bin knallrot im Gesicht, mein Körper juckt, ich bin total hibbelig und nervös. Mir ist abwechselnd heiß und kalt. Ich muss ständig etwas tun: Ich decke mich zu, decke mich auf und: Ich muss ständig meine Arme und Beine schütteln. Das geht so weit, dass mein Mann es nicht länger als eine halbe Stunde aushält, bei mir zu sein. Er kommt auch nicht jeden Tag. Natürlich sage ich: »Du brauchst nicht zu kommen. Du hast genug zu tun, musst dich um die Arbeit und die Kinder kümmern. Mir geht es ganz gut.« In Wirklichkeit ist jede Stunde eine größere Qual. Ich kann gar nicht lesen, keinen Film anschauen. Ich mache alles nur wenige Minuten, maximal eine halbe Stunde lang. Wie soll das weitergehen?

Nach jeder Bestrahlung stirbt mein Ich etwas mehr. Nach außen gehe ich erhobenen Hauptes zum Bestrahlen und komme genauso wieder in mein Klinikzimmer zurück, aber in mir drin entsteht ein immer größeres Vakuum. Im Flur sehe ich ältere Menschen, die gesäubert werden. Die Tür bleibt dabei geöffnet. So will ich nicht enden. Ich habe Angst. Ich bin so allein. In der Nacht kann ich nicht schlafen und höre Geräusche, die ich nicht hören will. Tagsüber kann ich auch nicht schlafen. Ich schwitze und friere, habe Schüttelfrost. Scheiße, was mache ich hier! Ich vermisse mein Yoga.

Nach zwei Wochen ist die erste Phase überstanden. Ich habe zwei Wochen Pause zur Regeneration, dann geht es weiter. Daheim angekommen muss ich sofort mit den Kindern etwas unternehmen. Ich mobilisiere alle Kräfte und gehe mit den Kindern zum Eisessen. Oh, nein. Ich spucke meinen ersten Bissen Eis sofort aus. Ich kann gar kein Eis essen. Jetzt erst merke ich, dass ich Kälte nicht ertrage, dass ich keinen Geschmack habe und natürlich keinen Appetit. Mein Liebster kocht leidenschaftlich gern, hat sich längst ein Kochbuch für Krebskranke besorgt und bekocht mich mit Leckereien, die mir meist nicht schmecken. Ich esse aber, denn ich weiß ja, dass ich kräftig bleiben muss.

Mit Erfolg rede ich mir ein, dass es mir richtig gut geht. Da haben wir sie wieder: die Macht der Gedanken. Beim Yoga stelle ich mir während der Asanas vor, wie ich stark und unverwundbar bin. So ziehe ich es auch durch, gleich nach zwei Tagen Ruhepause in die Praxis zu fahren. Ich gehe also morgens zur Bestrahlung, denn die läuft durchgängig, sogar am Wochenende, und gleich danach fahre ich in die Praxis. Das lenkt mich ab. Ich helfe meinen Patienten. Manchmal muss ich die Luft anhalten, weil ich Schmerzen im Unterbauch bekomme, oder ich werde schwach und muss eine kurze Pause einlegen. In der Regel ist es jedoch so, dass ich den Tag hindurch meine eigenen Beschwerden unterdrücken kann. Erst am Abend, wenn ich auf dem Heimweg bin, kann ich mich kaum mehr auf den Beinen halten. Immer wieder nehme ich mir ein/zwei Minuten Zeit für eine Mini-Meditation: Ich schließe die Augen, atme tief ein und aus und stelle mir vor, wie die gesunden Körperzellen vibrieren und sich vermehren. Natürlich könnte ich sagen: »Das schaffe ich nicht«. Aber erstens muss ich Geld verdienen. Ich habe die Verantwortung für meine Mitarbeiter und meine Familie. Und zweitens gibt mir meine Arbeit so viel mehr Kraft und Energie, wie ich sie sonst nirgendwo bekommen könnte. Suche dir einen Beruf, der deine Berufung ist, und du musst keinen Tag arbeiten. So empfinde ich. Wenn ich mir vorstelle, daheim zu sitzen und in meinen Körper zu horchen, zu horchen, was alles wehtut oder nicht gut funktioniert, würde mich das wahnsinnig machen. Ich wähle den Weg, der für mich am energetischsten ist, auch wenn er zwischendurch anstrengend ist. Ich lebe mein Leben, wie ich will, ohne und mit dem Krebs.

Als ich mit meiner Tochter schwanger war, sagten viele: »Du kannst so schwanger nicht behandeln. Das ist viel zu anstrengend und gefährlich.« Hm. Wenn ein Zahnarzt Übergewicht hat und einen dicken Bauch, sagt ihm auch keiner: »Mit diesem Bauch kannst du nicht behandeln.« Meine Kondition auch als Schwangere ist jedoch bedeutend besser gewesen.

»Ich mache es, so lange es geht«, war stets meine Antwort. Es ging lange, bis zum Vorabend der Geburt, bei meinem Sohn genauso.

Ich bekomme insgesamt sechs Zyklen Chemotherapie, immer eine Woche intensiv mit Klinikaufenthalt, dann zwei Wochen daheim. Die Bestrahlungen laufen täglich. Mit jedem Klinikaufenthalt bin ich gefasster, besser vorbereitet auf das, was kommt. Ich kapsele mich ab, fange an zu meditieren. Was ich nicht sehen will, sehe ich nicht. Meist gelingt mir das gut, manchmal schlechter. Wenn ich schon kein Yoga in der Klinik machen kann, dann wenigstens Meditationen. Nicht immer kann ich ein Einzelzimmer erhalten. Ich lerne zu meditieren, auch wenn andere im Raum sind und sich unterhalten. Manche Male gehe ich in die Kapelle. Dort ist Ruhe. Endlich verstehe ich meine Oma, die streng katholisch erzogen ist, täglich den Rosenkranz betet und möglichst oft in die Kirche geht. Es ist ihre Form der Meditation.

Meditation ist etwas Himmlisches, Reinigendes. Meditation weckt deine ureigenen Kräfte. Meditation ist die Liebe zu dir selbst. Und Meditation ist deine Heilung. Du musst Meditation nicht lernen. Du musst dich nur darauf einlassen, in dich hineinzuhorchen, auf deinen Atem hören und atmen.

Ich finde, in jedes Krankenhaus gehört ein Yoga- und Meditationsraum. Eine Kapelle ist auch ein wunderbarer Meditationsraum, es muss ja nicht ein Buddha drinstehen. Meditieren kannst du übrigens immer und überall. Du musst nicht im Schneidersitz auf dem Boden sitzen und die Augen schließen. Für meine Nachbarin zum Beispiel ist ihre Gartenarbeit Meditation. Sie ist dabei eins mit ihren Blumen und der Natur.

Die Kontrolle abgeben

Die Operationen kommen auf mich zu. »Wollen Sie das Stoma rechts oder links?«, fragt die Schwester.

Hä? Was ist los?

Ich bin hier zur Vorbereitung, weil morgen endliche meine Darm-OP ist. Die Chemotherapie ist vorbei, und jetzt werde ich operiert.

Das bedeutet, dass es bald durch ist. Mir geht es richtig gut. Ich habe alles im Griff, das ist wichtig für mich. Meine Mutter hat sich viel zu sehr auf andere verlassen, anstatt an sich selbst zu glauben, hat ihr Leben zu wenig selbst in die Hand genommen und geleitet. Daraus habe ich viel gelernt. Töchter sagen oft: »Das werde ich anders machen.« So habe auch ich das gesagt. Teilweise habe ich es übertrieben und eine Art Kontrollzwang entwickelt.

Wollte mir die Krebswucherung vermitteln, dass ich nicht alles kontrollieren kann?

Die Wucherung der Krebszellen kann ich nicht kontrollieren – oder doch? Beim Yoga habe ich mir immer vorgestellt, wie meine guten Körperzellen gegen die Krebszellen kämpfen und diese besiegen – also doch Kontrolle?

Die Ärzte sind mit meiner Therapie bislang sehr zufrieden. Ich bin eine vorbildliche Patientin, eine, die zwar sofort auf eigene Gefahr aus der Klinik läuft, sobald der letzte Infusionstropfen geflossen ist, aber auch eine, die alles blendend, ohne zu jammern erträgt und mit Leichtigkeit nimmt. Also zurück zur Frage: Ich soll einen künstlichen Darmausgang erhalten! Nein. Das ist das Schlimmste, was ich mir derzeit vorstellen kann. Ich will das nicht! Atmen. Wegdenken. Einen Tag später wache ich auf. Das verweinte Gesicht meiner Mutter ist über mir. Mein lieber Mann hält meine zweite Hand.

»Sie wacht auf«, sagt eine Stimme von weit weg. Scheiße, ich kann mich nicht bewegen. Ich mache die Augen wieder zu. Als ich das nächste Mal meine Augen wieder öffne, weint meine Mutter immer noch, meine Oma ist auch da – und mein Liebster. Alle schauen besorgt drein. Sören lächelt. Jetzt habe ich keine Schmerzen. Ich bin gedopt. An meinem Körper hängen etliche Schläuche. Es scheint gar nicht mehr *mein* Körper zu sein. Ich schließe wieder meine Augen. Ich will nicht hier sein. Irgendwer nestelt an mir herum, misst Temperatur, wechselt Schläuche. Ich beobachte das von weit weg, identifiziere mich nicht mit dieser Person, die da reglos liegt. Irgendwann mache ich die Augen wieder auf. Es ist anders. Ich schaue an mir herunter. Sie haben es tatsächlich getan: Sie haben mir einen künstlichen Darmausgang gemacht, ein Stoma. Schöne Scheiße!

Einige Tage später erklärt mir eine Schwester, wie ich diesen Beutel, der nun an meinem Bauch hängt, auswechsele und meinen Darmausgang säubere. Mit zittrigen Fingern gehe ich ans Werk. Ich will heim. Natürlich lassen mich die Ärzte erst nach Hause, wenn ich das Wechseln des Stomabeutels beherrsche und mich auf meinen Beinen halten kann. Ich trainiere. Mein Ziel ist vor Augen: Ich will heim zu meinen Kindern! Nach insgesamt zehn Tagen Klinikaufenthalt bin ich »auf eigene Verantwortung« draußen! Auf meinem Bauch ist nun eine Narbe vom Bauchnabel bis zum Schambein, und es hängt eine Stomatüte dran. Ich kann keine meiner Unterhosen und auch keine normale Hose mehr anziehen. Meine Unterhosen sind zu knapp, und die normalen Hosen drücken genau dort, wo nun noch die Klemmen sind. Ich muss zum Einkaufen. Meine Mutter erkennt schnell, dass sie mich davon nicht abhalten kann, und geht mit, damit ich unter Aufsicht bin. Erhobenen Hauptes unter Schmerzen mische ich mich unter die Menschen. Wie schön das ist! Nach einer Stunde bin ich total fertig, fix und alle. Wir fahren heim.

»Das kannst du auf keinen Fall machen! Du bist verrückt!«, beschimpft mich meine Mutter, als ich mich zwei Tage später auf den

Weg in die Praxis mache. Für mich macht es keinen Unterschied, ob ich daheim sitze oder in der Praxis bin. Falsch, es macht einen gewaltigen Unterschied! In der Praxis bin ich diejenige, die gibt. Ich bin diejenige, die hilft. Nicht umgekehrt. Wenn du gibst, erhältst du viel mehr zurück, als du dir vorstellen kannst. Aber zuerst musst du geben! Innerhalb kürzester Zeit erhole ich mich. Ich besorge mir Unterhosen, die meine 90-jährige Oma nicht tragen würde, die jedoch meinen Beutel schön festhalten.

»Sie brauchen doch keine Shape-Unterwäsche«, sagte die Verkäuferin in der Dessousabteilung schnippisch zu mir. Wenn die wüsste.

Dem Bauchgefühl vertrauen

Frage dich: Was ist das Gute daran? Blöde Frage? Nein, gar nicht. Du musst dich nur daran gewöhnen, sie zu stellen. Du findest sicher mindestens eine Antwort, wenn auch nicht sofort.

Also bei mir ist das nun so: Ich brauche keine Toilette mehr. Mein normaler Darmausgang, der durch die Chemotherapie stark gelitten hat, kann sich nun erholen. Ich musste an manchen Tagen am Ende der Bestrahlungstherapie bis zu 40-mal auf die Toilette! Das hat natürlich Spuren hinterlassen. Gut, ich muss jetzt ganz genau aufpassen, was ich esse und wann ich es tue. Der Beutel kann sich manchmal schnell füllen. Vor allem: Nun sehe ich direkt die Auswirkungen der Psyche auf den Darm. Ich fühle es nicht nur, sondern sehe es: Die Tüte füllt sich innerhalb von Minuten. Wenn ich diese entferne, sehe ich die Darmbewegung. Mit meiner Freundin beobachte ich diese Bewegung sogar einmal einige Zeit. Es ist ein Augenöffner für sie! Die direkte Auswirkung der Psyche auf den Darm ist phänomenal! Manchmal reagiert mein Darm, und ich weiß vom Kopf her noch gar nicht, was los ist. Erst wenn ich innehalte, wird mir bewusst, dass gerade etwas gegen mein Bauchgefühl passiert. Unser Bauchgefühl ist die eigentliche Intelligenz. Wir alle sollten viel mehr darauf hören.

Ein guter Freund sagte einmal: »Ich muss nicht verstehen, wie etwas funktioniert, es reicht mir, wenn ich weiß, dass es funktioniert.« So ist es mit dem Bauchgefühl auch – und zwar seit Jahrmillionen.

Wenn du eine Antwort oder eine Lösung auf ein Problem suchst, dann stelle deiner Bauchintelligenz eine konkrete Frage, und dann horche hinein, hab Geduld. Die Antwort wird kommen.

Wenn du gegen dein Bauchgefühl handelst, dann geht das eine Zeit lang gut, aber sicher kein ganzes Leben.

Das Leben ist zu kurz, um es im Kampf gegen sein Innerstes zu vergeuden.

Das ist also die Lektion, die ich gelernt habe. War das jetzt alles? Es war eine Prüfung als Vorbereitung auf die nächste, die größere Lektion: meine Leberoperation. Vor einigen wenigen Jahren haben die Mediziner nicht geglaubt, dass sie die Leber operieren können, dass sie Stücke entnehmen können. Ich sollte ein Paradebeispiel dafür werden. Mit meiner Operation und der folgenden Ausheilung sollte die Chirurgin, der ich mein Leben verdanke, bekannt werden. Es lief nicht alles nach Plan. Das wäre auch zu einfach gewesen.

Die Leber-OP

»Die Darm-OP wird Sie psychisch schwächen, aber die Leber-OP macht Ihren Körper richtig fertig«, waren ihre Worte. Sie sollte recht behalten. Bis zu dieser Operation habe ich täglich in und an der Praxis gearbeitet, war entweder persönlich anwesend oder via Remoteverbindung. Die Leber-OP fängt gleich mit einer Komplikation an, es reihen sich weitere Probleme an. Ich werde innerhalb von drei Wochen dreimal operiert. Insgesamt innerhalb eines halben Jahres achtmal! Mein Körper ist fertig. Mein Bauch ist nur noch eine Wunde mit einer Tüte dran. Ich nehme zwölf Kilo ab – in drei Wochen! Jeden Morgen, wenn die Ärzte meinen Raum betreten, muss ich spucken, da ich die zuvor erhaltenen Antibiotika nicht vertrage. Ich warte auf bessere Zeiten! Da ich nicht aufstehen kann, meditiere ich im Liegen. Ich konzentriere mich nur auf meine Atmung: langsam ein- und dann wieder ausatmen. Die Bauchdecke hebt und senkt sich, das ist wichtig. Darauf achte ich. Meist bin ich davon so erschöpft, dass ich einschlafe.

»Sie haben sehr viel zu tun, denn Sie müssen genesen«, sagt eine liebe Schwester zu mir. Ja, Genesung ist Arbeit, das wird mir jetzt bewusst. Was für eine kluge Frau. Ich stelle mir wieder vor, wie meine Körperzellen flink arbeiten, um alles zu reparieren. Ich will ihnen helfen, so weit ich kann. Ich weiß, die Mitochondrien – die Kraftwerke der Zellen – brauchen Sauerstoff und Wasser. Ich atme tief ein und aus, und ich trinke und trinke. Ich will hier raus. Ich glaube fest daran, dass nach jedem Tiefpunkt eine neue Aufwärtsbewegung kommt. Ich atme ein und atme aus. Ich weiß, dass die Quelle meiner Kraft tief in mir liegt. Ich atme ein und atme aus. Nun geht es nur noch um Genesung, um Regeneration. Das schaffe ich! Den Krebs bin ich los!

»Wir wollen in drei Wochen weitere sechs Zyklen Chemotherapie durchführen«, erklärt mir mein Onkologe.

Waas? »Der Krebs ist doch weg, der ist doch rausgeschnitten. Ich spüre, dass nichts mehr da ist!«, schreie ich ihn fast an.

»Nein, es sind nicht alle Krebszellen weg. Im Blutkreislauf und vermutlich in verschiedenen Organen befinden sich noch viele Krebszellen. Diese könnten weiterwachsen. Sie sind noch jung, und wir müssen alles tun, um Sie gesund zu bekommen.«

Peng!

Ich brauche zwei Tage, um das zu verdauen. »Was ich einmal geschafft habe, das schaffe ich ein weiteres Mal«, beteuere ich meinem Mann mit wackeliger Stimme, auf dem Rollator abgestützt. Ja, ich trainiere wieder. Täglich gehe ich mehrmals mit einem Rollator den Gang auf und ab. Ich will nach Hause.

Drei Wochen später sitze ich auf der Terrasse in unserer Oase in Kärnten.

Erste Yogaübungen

»Muss das jetzt sein?«, waren die letzen Worte meines Onkologen, nachdem ich ihm verkündet hatte, die Chemotherapie müsse noch eine weitere Woche warten. Ich will mich erholen, zumindest kurz.

»Ja, es muss sein«, war meine Antwort. Wieder einmal hörte ich auf meinen Körper und mein Bauchgefühl. Ich muss meinem Körper eine Verschnaufpause geben und meine Seele stärken.

Das geht am besten in unserer Oase in Kärnten – mit meinen Lieben. Es sind schließlich Sommerferien, und die Kinder hatten noch nichts von mir. Unsere Große haben wir nach Amerika geschickt. Wir wollten ihr eine schöne Ferienzeit ermöglichen, auch wenn ihre Mama in der Klinik liegt. Sie sollte nicht übermäßig darunter leiden. Unser Sohnemann hat bereits einige Wochen mit Oma und Opa verbracht. Ganz vorsichtig mache ich einige Yogaübungen. Es geht so wenig. Mein Sohn schaut mir zu. Er weicht nicht von meiner Seite, will mich beschützen und achtet auf mich. Schmerzverzerrt mache ich die Kobra. Nun ja, es ist eine wirklich schlechte Kobra, eine verletzte eben. Mein Körper ist steif, meine Gedärme wehren sich. Mir wird schwindelig. Aber ich will. Okay, für heute ist es genug, morgen mache ich weiter.

Auf und ab

Wieder daheim: Es riecht unangenehm in meinem Auto. Hm, ich habe mich übergeben, und zusätzlich ist meine Tüte aufgegangen. Zum Glück konnte ich gerade noch die Decke der Kinder vom Rücksitz nach vorn ziehen. Ich wollte ja nicht das ganze Auto vollspucken. Durch diese Unaufmerksamkeit ist das Auto leicht ins Schlenkern gekommen. Aber gut. Jetzt sollte ich nur noch schnell nach Hause kommen, bevor die ganze Tüte ausläuft und die Scheiße im Auto ist. Geschafft! Ich liege mit frischer Stomatüte und Schüttelfrost auf dem

Sofa. Mein Töchterlein hat drei Decken auf mich gestapelt. Mein Sohn schaut sich eine Fernsehserie an. So ist es gut: Meine Lieben sind bei mir.

Auf diese Weise schaffen wir drei Chemozyklen. Es wird von Mal zu Mal schlechter. Die Nebenwirkungen sind enorm. Mein Körper kann sich nicht mehr wehren. Ich kämpfe. Meine Familie unterstützt mich, wo sie kann, ist machtlos. Jedes Mal schaffe ich es gerade so aus der Klinik nach Hause, denn diese Chemotherapie läuft ambulant. Das bedeutet: Ich bekomme an drei Tagen in der Tagesklinik ganztägig eine Infusion, kann dann aber nach Hause fahren. Am nächsten Tag muss ich wieder da sein. Zwischendrin läuft eine Lösung in meine Arterien, die von einer kleinen Pumpe reingepumpt wird. Das Gerät trage ich in einer Gürteltasche ständig bei mir. Als selbstständige Frau erledige ich das alles allein: Ich fahre morgens in die Klinik und komme abends nach Hause. Längst hat sich die Praxis darauf eingestellt, dass ich alle vierzehn Tage am Donnerstag, Freitag und Samstag in der Klinik bin. Am Montag stehe ich wieder auf der Matte, bereit, meine Patienten zu behandeln. Am ersten Tag des vierten Zyklus breche ich nicht erst daheim zusammen, sondern gleich in der Klinik. Es reichen die ersten Tropfen des Giftes. Ich werde ans Bett »gefesselt«, habe hohes Fieber.

»Es geht nicht mehr«, sind die Worte der Mediziner.

Ich falle in eine Depression – jedoch nur für drei Tage. »Es muss gehen! Sie müssen die Therapie umstellen«, raune ich den Professor an. »Ich will so nicht mehr weitermachen! So gehe ich kaputt! Ich muss nicht 70 Jahre alt werden. Ich will nur noch etwas bei meinen Kindern sein!«, sind meine nächsten Worte. Denn die Frage ist nicht, wie viele Atemzüge wir haben, sondern wie wach und intensiv jeder

Atemzug war. »Ich arbeite gerade daran, dass Sie Ihren 50. Geburtstag erleben«, entgegnet er mir.

Das sitzt. Ich gebe mich geschlagen. Die letzten Zyklen der Chemotherapie absolviere ich in der Klinik unter strenger Aufsicht. Jedes Mal zähle ich die Stunden, und verlasse »auf eigene Verantwortung« die Klinik, sobald der letzte Tropfen durchgelaufen ist.

Du lebst auf eigene Verantwortung. Alles, was du machst und tust, unterliegt deiner Verantwortung. Du bist auch für deine Gedanken verantwortlich. Dies musste ich erst begreifen und lernen, wie ich meine Gedanken so lenke, dass sie mir lebensdienlich sind. Alles, was ich heute bin, ist das Ergebnis meiner Gedanken. Mache dir bewusst: Alles muss von dir erst einmal gedacht werden, bevor es real werden kann. Umgekehrt bedeutet es doch: Du hast eine hohe Verantwortung für deine Gedanken.

Mich hat ein Beispiel von Bodo Schäfer einmal aufgerüttelt: »Viele Menschen sparen Geld für ›schlechte Zeiten‹. Ja erwarten diese denn ›schlechte Zeiten‹? Sie werden schlechte Zeiten erleben, denn das ist das, was sie erwarten.«

Am 22. Dezember 2012 – dem Geburtstag meines Sohnes – verlasse ich die Klinik völlig ausgemergelt und kraftlos, aber glücklich und voller Zuversicht. Ich kann Weihnachten im Kreise meiner Familie verbringen! Ostern 2013 ist die Chemotherapie abgeschlossen.

»Wir würden Sie gern zur Reha schicken«, meinen die Mediziner. »Nichts da, ich verlasse meine Familie nicht«, entgegne ich. Wir fahren an die Nordsee und halten uns fest – glücklich und zuversichtlich. Ich höre wieder auf mein Bauchgefühl. Und das ist gut so.

Sei dir deiner Kraftquellen bewusst!

Meine größten sind: die Familie, mein Beruf, der meine Berufung ist, Yoga und Meditation.

Willkommen im Alltag

Am Ende einer Therapie verlassen die Mediziner das Spielfeld. Sie haben alles getan. Und nun? Nun ist der Mensch auf sich selbst gestellt. In Wirklichkeit ist er das von Anfang an. Nur: So lange, wie Termine, Untersuchungen, Therapien durchgeführt werden, ist es leicht, sich vorzuspielen, andere wären für die eigene Gesundheit und das Gelingen der Therapie verantwortlich oder es wäre gar ihr Job. In Wirklichkeit warst und bist immer du allein für deine Gesundheit und das Gelingen einer Therapie verantwortlich. Deine Gesundheit machst du selbst – deine Krankheit auch. Ich habe beobachtet, wie viele Menschen nach einer Erkrankung in ein tiefes Loch gefallen sind. Sie hatten sich verändert, konnten oder wollten nicht mehr in die alte Welt zurück. Zum größten Teil ist mir das erspart geblieben, denn ich hatte die Welt um mich herum immer involviert. Ständig habe ich hinterfragt, kleine Änderungen an Stellschrauben gemacht, Zeiten, Gewohnheiten geändert.

Du brauchst mehr Ruhe in deinem Alltag? Mehr Ausgeglichenheit? Willst den Stress am Morgen nicht mehr? Dann stehe früher auf, meditiere und mache Yoga!

Natürlich ist es am Anfang eine Umstellung, dreißig Minuten früher aufzustehen. Du wirst nach einiger Zeit aber merken, wie viel mehr Energie du dadurch erhältst. Irgendwann ist es eine neue Gewohnheit, ein Ritual, und du liebst es. So paradox das klingt, aber für viele Menschen ist es bequem und schön, krank zu sein: Du kannst dich zurücklehnen, andere umsorgen dich. Du musst dich nicht anstrengen. Du kannst dich beschweren, kannst jammern. Du hast immer eine Ausrede, warum etwas nicht geht: deine Erkrankung. Für mich sind Krebs, Depression und Burn-out, aber auch chronische Rückenschmerzen Ausdruck einer Dysbalance im Leben. Das sind Erkrankungen, die wir selbst machen. Wir sind verantwortlich dafür. Natürlich weiß ich, dass es genetisch bedingte Krebserkrankungen gibt und auch die Depression viele Facetten hat. Ich möchte mich jedoch nicht durch diese Fälle, die in der Minderheit sind, ablenken lassen, möchte nicht gleich wieder eine Ausrede parat haben. Eine Ausrede führt gleich wieder dazu, dass du dich mit dir und deinem Körper nicht mehr oder nicht ausreichend beschäftigen musst. Also vergiss es! Du bist verantwortlich.

Natürlich passieren in deinem Leben Dinge, die du nicht beeinflussen kannst. Aber: Du kannst immer wählen, wie du darauf reagierst, was du daraus machst.

Meine Lieblingsasanas

DIE UMKEHRHALTUNG

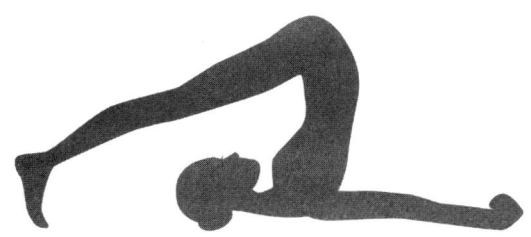

Diese Übung hilft mir, mich zu sammeln und zu zentrieren. Der Kopf liegt deutlich niedriger als der Nabel und wird durch den Blutfluss ganz ruhig. Während dieser Zeit haben Gedanken keinen Platz im Kopf. Deshalb ist der Kopf nach dieser Übung ganz klar und frei.

DURCHFÜHRUNG

- Lege dich ganz bequem auf den Rücken. Am besten auf eine dicke Decke oder Matte.
- Ziehe als Erstes die Beine zum Oberkörper.
- Dann strecke die Beine in Richtung Kopf aus, und hebe das Gesäß vom Boden ab. Die Beine sind nun am besten kerzengerade über dem Kopf. Dabei darfst du dich am Becken gern mit den Händen abstützen.
- Nun bewege die Beine in Richtung Kopf, bis die Füße über dem Kopf sind. Zum Ausruhen kannst du die Füße auch hin-

ter dem Kopf abstützen. Wenn du gar nicht so weit kommst, ist es auch nicht schlimm. Mache die Übung einfach so weit, wie du kannst, so weit, wie es sich gut für dich anfühlt.
- 🌸 Achte bitte darauf, dass der Nacken stressfrei und locker ist. Dazu kannst du den Kopf etwas hin und her bewegen.
- 🌸 Verweile in dieser Haltung für einige Atemzüge. Wenn du zwölf Atemzüge schaffst, ist es wunderbar.
- 🌸 Die Haltung verlässt du am besten nicht ruckartig, sondern indem du zunächst die Beine anwinkelst und in Richtung Stirn beugst, danach durch langsames Abrollen des Beckens und des Rückens.

DIE KOBRA

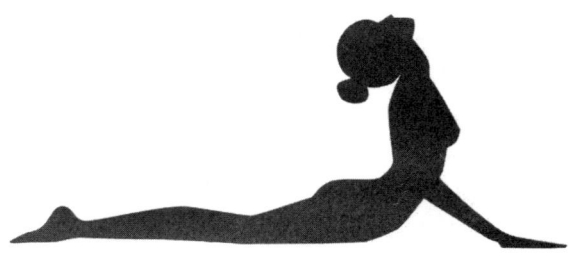

Sie macht meinen Rücken geschmeidig. Sie öffnet mein Herz und gibt mir Vertrauen in die Zukunft.

DURCHFÜHRUNG

- Lege dich auf den Bauch und deine Hände mit den Handflächen nach unten unter deine Schultern auf dem Boden ab. Die Ellenbogen sind vom Boden ein Stück abgehoben, die Unterarme liegen seitlich am Körper an. Die Stirn berührt zunächst den Boden.
- Rolle beim Einatmen den Körper, mit dem Kopf beginnend, Wirbel für Wirbel hoch, so weit, wie dies ohne Zuhilfenahme der Arme möglich ist. Die Arme bleiben in dieser Ausführung passiv, die Hebebewegung wird nur von der Rückenmuskulatur bewirkt. Du solltest die Hände vom Boden lösen können, ohne dabei die Körperhaltung zu verändern.
- Der Bauch und der untere Rippenbogen liegen noch am Boden auf. Die Rückwärtsbeuge beschränkt sich auf Hals- und Brustwirbelsäule. Der Kopf wird nur so weit zurückgelegt, wie es sich gut und natürlich anfühlt. Der Hals bleibt lang bzw. gestreckt und befindet sich in einer natürlichen Verlängerung der Brustwirbelsäule.
- Halte die Stellung ungefähr sechs Atemzüge lang, und senke mit dem Ausatmen Oberkörper und Kopf langsam wieder ab.
- Entspanne dich anschließend in der Stellung des Kindes.

Mit Meditation

Die eigene Heilung herbeiführen

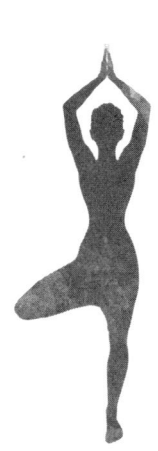

Meditation ist die Königsdisziplin, der Kern des Yoga. Sie ist eine sehr wichtige Gegenbewegung zu unserem stressbehafteten Alltag. Durch Yoga und Meditation lernen wir uns besser kennen. Indem wir uns kennen, können wir uns selbst heilen oder zumindest eine Heilung in Gang setzen. Eine der vielen positiven Wirkungen der Meditation: Sie entschleunigt. Meditation lässt uns nach innen blicken und erkennen, was wir brauchen. Meditation zentriert und fokussiert uns. Meditation beruhigt und hellt unsere Stimmung auf. Meditation wirkt Stresserkrankungen wie Burn-out, Depression und anderen entgegen. Während einer Meditationssitzung können wir Energie sammeln, bündeln und schließlich an jeden beliebigen Ort in unserem Körper senden. Auf diese Weise können Regenerationsprozesse im Körper in Gang gebracht oder beschleunigt werden. Mittlerweile belegen viele Studien, dass die Konzentration auf einen Körperteil genau das Gehirnareal stimuliert, welches diesen Teil im Körper steuert. Bei fortdauernder Konzentration auf diesen Bereich finden schließlich Veränderungen im sensorischen Bereich des Gehirns statt. Bildlich gesprochen: Es werden neue Pfade gebildet. So ist es möglich, durch Gedankenkraft neue Hirnareale zu aktivieren und zu vernetzen. Im Kapitel Hormonyoga (Seite 99 ff.) werde ich beschreiben, wie die Fortbildungsorgane aktiviert werden können.

Forscher haben festgestellt, dass positive Emotionen wie Freude, Dankbarkeit, Vertrauen, Begeisterung und Erregung die Gesundheit stärken. Es wird ein Neuropeptid (Oxytocin) erzeugt, welches die Rezeptoren im Gehirn (in der Amygdala) abschaltet, die für Furcht und Angst zuständig sind. Sind diese Rezeptoren also mit Oxytocin besetzt, kannst du nicht mehr Angst und Furcht empfinden. Du hast es demnach in der Hand. Du kannst positive Gefühle und die entsprechenden Botenstoffe produzieren. Im Umkehrschluss bedeutet das auch, dass wir durch negative und dunkle Gedanken unsere Heilung verhindern können – dies kann auch unbewusst passieren.

Es kann zum Beispiel sein, dass wir es uns mit unserer Krankheit ganz bequem eingerichtet haben. Jeder nimmt auf uns Rücksicht. Wir stehen im Vordergrund. Wenn wir nicht mehr krank wären, wäre das anders. So denken wir möglicherweise. Solche Denkstrukturen habe ich schon oft in meiner Praxis beobachtet. Menschen, die einfach nicht gesund werden wollen. Die Energie folgt der Aufmerksamkeit. Vielleicht hast du schon einmal mit deinem Auto einen Pfosten umgefahren, weil du genau dieses vermeiden wolltest und nur gedacht hast: Bloß nicht gegen den Pfosten fahren, bloß nicht gegen den Pfosten fahren. Dabei hast du automatisch deinen Fokus auf den Pfosten gelenkt. Wenn wir krank sind und uns immerzu auf unsere Krankheit fokussieren, geht es uns schlechter. Wir nehmen jedes Zipperlein und jeden Schmerz verstärkt wahr.

Wir wissen alle, dass uns Arbeit gut ablenken kann. In dem Augenblick, in dem wir uns mit etwas anderem beschäftigen, sind die Krankheit und der Schmerz nicht mehr präsent. Diese Tatsache können wir für uns nutzen, indem wir uns auch während einer Krankheit mit unserer Gesundheit beschäftigen. Wir können uns vorstellen, was wir dann alles tun können, wie wir uns kleiden und wie wir uns fühlen.

Indem wir es uns bildhaft vorstellen, lenken wir unsere Energie dorthin und sind bald tatsächlich in diesem Zustand. So machen wir unsere Gesundheit selbst.

Alles ist Energie

Warum wirken Meditation und Visualisierung? Es ist eine wissenschaftliche Tatsache, dass, egal wie fest uns Materie erscheinen mag, sie im Wesentlichen aus Energie und Informationen besteht. Dazu kommt noch: Die subatomaren Partikel sind mal hier und mal dort. Sie bewegen sich ständig. Wenn wir etwas fokussieren, dann sehen wir es. Und was noch spannender ist: Über unseren Geist können wir Einfluss auf die Materie nehmen.

Eigentlich ist es uns klar, schon immer klar gewesen, nur haben wir es vergessen. Wie war es früher, als wir ein kleines Kind waren und ein Eis von unserer Mama haben wollten? Wir haben es uns vorgestellt, förmlich geschmeckt und unserer Mutter so lange in den Ohren gelegen, bis wir es schließlich bekommen haben. Anders gesagt:

Gesundheit und Glück brauchen Aufmerksamkeit. Wir sagen auch gern Achtsamkeit dazu. Wenn ich mir Zeit nehme, das Gute und Gesunde zu sehen, bleibt es da oder kommt bald wieder. Eigentlich ist immer alles da. Wir sehen jedoch nur das, worauf unsere Aufmerksamkeit gerade gerichtet ist.

Ein Hauptgrundsatz der Quantenphysik lautet: Geist und Materie sind nicht voneinander getrennt. Das bedeutet, dass unsere bewussten und - Achtung! - unbewussten Gedanken und Gefühle unser Schicksal lenken.

Das Gehirn und der Körper können nicht zwischen tatsächlich Erlebtem und nur Gedachtem unterscheiden. Aus neurochemischer Sicht ist es das Gleiche. Das Gehirn und der Körper glauben, sie würden die Erfahrung tatsächlich machen. Es war für mich ein großer Augenöffner, als ich diesen Satz verstanden habe. Schon oft ertappte ich mich dabei, darüber nachzudenken, was Vorstellung und was Realität sind.

Umso spannenderer die Erkenntnis, dass es für das Gehirn gar keinen Unterschied zwischen beidem gibt. So können wir durch unsere Gedanken im Gehirn bestimmte Botenstoffe aussenden, die zu bestimmten Zellaktivitäten führen. Unvorstellbar? Durch unsere Gedanken können wir bewirken, dass wir Herzklopfen oder Beklemmungen/Atemnot bekommen. Dies passiert, wenn wir an etwas denken, was uns sehr beunruhigt und uns Angst macht. Nun wird es vorstellbar, nicht wahr?

Die Kraft der Visualisierung

Der Botenstoff Dopamin zum Beispiel wirkt aktivierend und stimulierend. Er wird ausgelöst, wenn wir Freude, auch Vorfreude empfinden und wenn wir belohnt werden, auch von uns selbst. Eine erhöhte Dopaminausschüttung bewirkt weiterhin die Ausschüttung von Opiaten. Dies sind körpereigene Rauschmittel, die euphorisch stimmen und den Schmerz unterdrücken. Sie schalten die Angst aus. Genau dieser Prozess wird angeregt, wenn wir etwas visualisieren. Wenn wir uns voller Gefühl und bildhaft etwas vorstellen, es quasi anfassen können, weil es für uns schon da ist. Als ich sehr krank war und keine feste Nahrung zu mir nehmen konnte, habe ich mir die schönsten und leckersten Gerichte vorgestellt und mit meinem Mann darüber gesprochen. Wir schwärmten uns vor, welche Restaurants wir noch besuchen wollen. Ich habe mir sogar stundenlang Kochsendungen im Fernsehen angeschaut. Dies wird noch erstaunlicher, wenn man weiß, dass ich weder gern koche noch fernsehe.

Zu dem Zeitpunkt, als ich mir diese Gerichte vorstellte, wie sie schmecken und herrlich duften, war an feste Nahrung »lange nicht zu denken« würde ein Mediziner sagen, aber ich tat es. Ich tat es so lange, bis ich wieder essen konnte. Irgendwann konnte ich tatsächlich wieder alles essen. Für viele Mediziner immer noch kaum vorstellbar. Wir können einen Prozess oder eine Veränderung erst dann durch Meditation in Gang bringen, wenn wir voller Emotion dabei sind. Die Veränderung, welche wir uns herbeisehnen, muss eine höhere Emotion in uns auslösen, als diejenige, in der wir uns befinden. Nehmen wir an, jemand möchte abnehmen und stellt sich eine gesunde, schlanke Person vor. Dies wäre in dem Fall die Veränderung, die herbeigesehnt wird. Gleichzeitig empfindet diese Person jedoch, dass schlanke Menschen schneller reizbar und dicke Menschen gemütlicher und geselliger sind. Wenn dieser Aspekt nun mit einer viel höheren Emotion behaftet ist, wird diese Person nicht abnehmen. Sie wird erst dann abnehmen, wenn das Schlanksein sie wirklich, wirklich fasziniert, weil sie vielleicht dann eine Sportart ausüben kann, die dicke Menschen nicht hinbekommen können – oder weil sie vielleicht endlich, ohne aus der Puste zu kommen, die Treppenstufen hochlaufen kann. Das, was wir uns vorstellen, wird eintreten. Eine Frau, die jeden Tag auf dem Heimweg Angst davor hat, in eine dunkle Ecke gezogen zu werden, und sich dieses Szenario bildlich vorstellt, wird diese Realität anziehen. Dementsprechend ängstlich und vorsichtig geht sie und macht einen hilflosen Eindruck. Ein Täter sucht sich immer ein leichtes Opfer aus.

Sind wir bereits am Morgen beim Aufwachen der festen Überzeugung, der Tag wird stressig, dann wird er das in der Regel auch werden. Wir ziehen ja eben genau diesen Zustand an. Stellen wir uns hingegen vor, dass wir voller Energie und Vitalität alle Aufgaben mühelos bewältigen und am Abend noch mit unserem Partner einen wunderschönen Abend verbringen, dann ist die Chance sehr groß, dass eben genau das eintrifft.

An diesem Punkt fordere ich dich auf, nicht mehr an den alten, vergangenen, negativen Gedanken festzuhalten, sondern neue, heilsame und kraftspendende Gedanken zu führen.

Zwischendurch schleicht sich wieder ein negativer Gedanke ein. Diesen darfst du dann gern verbannen. Es ist ein Weg, ein Lebensweg. Es ist ein Lebensweg, den wir jeden Tag selbst gestalten dürfen. Es fällt uns leichter, wenn wir nicht krampfhaft versuchen, negative Gedanken zu umgehen, sondern uns auf die schönen und wirklich positiven Emotionen konzentrieren und diese pflegen.

Achte bitte genau auf deine Gedanken!

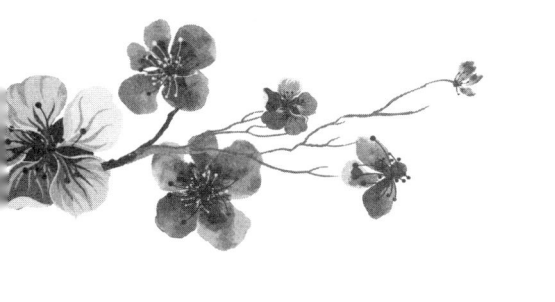
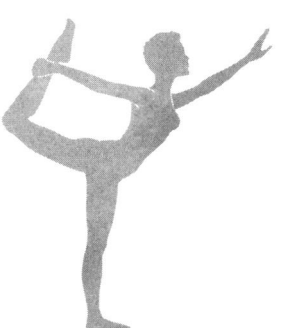

Yoga, meine beste Freundin

Katharinas Suche nach Kraft und Energie

Wann und wie Katharina eigentlich zum Yoga gekommen ist, weiß sie heute kaum noch. Sie hat immer ein pulsierendes Leben geführt. »Ich mag nicht auf der Stelle stehen. Lieber renne ich herum. Es gibt so viele Dinge, die mich interessieren. Ich möchte das Leben ausprobieren und in vollen Zügen genießen.«

So kommt es dann auch. Katharina lebt ihr Leben auf der Überholspur. Sie reist um die Welt. Weil sie richtig gut schreiben kann, hat sie einen sehr erfolgreichen Reiseblog.

Ihren Mann kennt sie seit der Schulzeit. Beide kommen aus dem gleichen Ort – es ist eher ein Dorf. Der Weg nach draußen in die große Freiheit schweißt sie zusammen.

Dieter ist sehr zielstrebig. Er will viel erreichen, die Welt verändern. Katharina vergöttert ihn und will ihm dabei helfen. Es ist ihr ganz klar, dass der Weg steinig werden wird, aber an seiner Seite geht sie überall hin. Allein sein Geruch, seine starken Arme und dann seine

Umarmung lassen sie dahinschmelzen und alle Entbehrungen vergessen.

Ja, sie nimmt viele Entbehrungen hin. Am Anfang erkennt sie diese nicht. Es ist ihr am wichtigsten, mit Dieter ein Business aufzubauen. Sie träumen von einem Geschäft, das sie von überall auf der Welt führen können. Sie möchten wie digitale Nomaden leben. Es gelingt ihnen, eine richtig gut gehende Agentur zu gründen.

»Wenn du etwas erreichen willst, musst du brennen dafür. Dann spielen Stunden keine Rolle. Es ist egal, ob Montag oder Sonntag ist. Du machst dein Ding«, so die Überzeugung von Dieter – und zunächst auch von Katharina.

»Schatz, es macht mir wirklich nichts aus, wenn du eine ganze Woche weg bist. Ich beschäftige mich schon«, hört sie sich immer öfter sagen.

Dieter wird immer erfolgreicher, ist immer seltener daheim. Nicht immer läuft Katharina mit. Sie merkt unbewusst, dass er eine eigenständige Frau haben möchte. Wie soll das gehen? Eigenständig und für ihn da sein, fragt sie sich.

Yoga ist ein toller Ausgleich für Katharina. Yoga fängt sie auf, wenn sie traurig ist. Yoga ist da, wenn ihr Mann auf Reisen ist. »Yoga ist manchmal auch ein Arschloch«, sagt sie. Immer dann, wenn sie bei einer Meditation weinen muss, wenn Yoga ihr zeigt, wo sie an sich arbeiten muss, wenn sie auf Dinge blicken soll, die sie nicht sehen will. Aber: Sie stellt sich diesen Aufgaben.

»Was ist mit Kindern?«, wird sie manchmal gefragt. »Noch nicht«, so ihre Antwort. »Wir wollen nach Sri Lanka, dann wollen wir auf die Seychellen – und dann noch so viel mehr.«

Sind es Ausflüchte? Ist es das, was sie tatsächlich möchte? Oder ist es das, was Dieter will? Ein Leben ohne ihn ist für Katharina unvorstellbar. Sie gehören zusammen, das weiß sie ganz genau – oder täuscht sie sich? Immer öfter merkt sie, wie er sie kritisiert.

»Du musst dich entscheiden. Du musst schon wissen, was du willst, und es dann auch durchziehen.«

Solche Worte schmerzen. Katharina hat viele Talente. Deswegen kann sie Dieter auch bei all seinen Projekten helfen. Aber irgendwie hat sie immer mehr das Gefühl, auf der Strecke zu bleiben. Das Leben geht an ihr vorbei. Wo sind ihre Freunde? Was ist *ihr* Ding? Alles dreht sich nur um Dieter.

Yoga vertiefen

Um Yoga besser kennenzulernen, macht sie eine Ausbildung zum Yogacoach. Selbstverständlich zieht sie die Zertifizierung durch. Sie macht sogar die Weiterbildung, sodass sie Yogis zum Lehrer ausbilden kann. Diese Arbeit gibt ihr sehr viel. Sie ist international unterwegs, daran hat sich nichts geändert. Oder etwa doch? Nun ist sie ihretwegen unterwegs – mit ihrer Freundin.

Um glücklich zu sein, brauche ich nur meine Yogamatte. Ich brauche das Glück nicht festzuhalten. Ich kann es täglich neu produzieren. Meditation bringt mich in ganz andere Sphären.

Katharina zieht es immer öfter raus – allein ohne Dieter. Nun hat sie ihr Ding gefunden: Yoga. Yoga for life! Sie bemerkt kaum, wie Dieter ruhiger wird. Nun wartet er auf sie. Kommt sie heim, ist er voller Freude. Ist sie nicht da, ist ihr Haus leer, und auch er will nicht dort sein. Er freut sich für sie, ist jedoch auch auf der Hut.

Sie sollte doch mehr zu Hause sein und auf ihn warten – das sind seine Gedanken.

Bei einem Yoga-Retreat auf Mallorca läuft Katharina einem Kerl in die Arme. Er ist ganz anders als ihr Dieter. Wie Dieter ist Markus kräftig und durchtrainiert. Er ist jünger, viel jünger, aber darum geht es nicht. Nein. Er lebt in den Tag hinein. Das ist es. Er lebt einfach. Er plant nicht die kommenden zehn Jahre voraus. Markus genießt das Leben, so, wie Katharina es immer tun wollte. Sie fliegt immer öfter nach Mallorca, nimmt dort Aufträge an – oder ist es nur, um Markus wiederzusehen? Es geht eine ganze Weile so, gute zwölf Monate.

Dann kommt der Cut: Während Dieter unruhig wird und sie fragt, ob sie nicht wieder einmal einen Auftrag in Deutschland oder gar vor Ort annehmen könnte, hört sie sich sagen: »Ich bleibe länger auf Mallorca, vielleicht sogar für immer. Ich könnte dort arbeiten und dann immer wieder nach Deutschland fliegen. Du arbeitest doch so viel. Du merkst gar nicht, ob ich da bin oder nicht. Urlaub können wir gemeinsam machen. Oder noch besser: Du kommst auch nach Mallorca und arbeitest von dort aus.«

Den letzten Satz hört Dieter gar nicht mehr. Ihm wird schwindelig. Nun ist eingetreten, wovor er sich immer gefürchtet hatte. Instinktiv wusste er, dass er sie verloren hatte. Er wusste, da steckt ein Kerl dahinter.

Was er nicht wusste: Katharina war zwar manchmal mit Markus zusammen, aber als eine neue Beziehung konnte sie dies nicht bezeichnen, eher als Ablenkung, während sie ihre Wunden leckte. Ja, Wunden. Sie hatte Wunden davongetragen. Es waren Wunden eines unerfüllten Lebens, Wunden von Träumen, die gelebt werden wollten. Es war die Trauer um das Kind, welches sie niemals bekommen sollte. Sie hatte sich selbst verloren. Ihr einziger Halt war Yoga.

Die folgenden Monate waren sehr hart. Dieter bestand auf einer Scheidung. Er hatte tatsächlich herausgefunden, dass es auf Mallorca einen Mann gab. Er war für klare Verhältnisse. Komisch, Katharina dachte immer, er sei sehr fortschrittlich, aber scheinbar war das nur der äußere Schein, und in ihm drin steckte doch ein Spießer. Nach dem Motto: Entweder du bleibst brav daheim oder ich lasse mich scheiden. Dann will ich eine andere Frau, eine Frau, die da ist, wenn ich heimkomme.

Es gab für Katharina kein Zurück mehr. Dabei wollte sie eigentlich nur sich selbst finden. Nun gut, wenn dies bedeutete, dass sie dafür ihren geliebten Mann verlöre, dann sollte das eben so sein.

Trauer und Selbstliebe

Sie empfand tiefe Trauer um die Liebe ihres Lebens. Wirklich? Was ist die Liebe des Lebens? Ist es nicht die Liebe zu uns selbst? Dürfen wir uns selbst überhaupt lieben? Das Wort Selbstliebe hat einen besonderen Beigeschmack. Wenn wir uns jedoch bewusst machen, dass wir einem anderen Menschen nur das geben können, was in uns ist, wird klar, dass wir keine Liebe geben können, wenn wir keine Selbstliebe empfinden. Der Weg zu einer tiefen Liebe geht über die Selbstliebe.

Katharina ist nun auf dem Weg. Ja, es ist ein Weg. Die Selbstliebe müssen wir tatsächlich üben und manchmal sogar lernen. In der Schule wird uns so vieles beigebracht, vor allem, wie wir uns mit anderen vergleichen können. Gewaltsam werden wir ständig auf unsere Schwächen hingewiesen und müssen uns mit diesen beschäftigen. Dabei wäre es doch viel besser, die Stärken zu stärken. Auf diese Weise würden die Schwächen immer kleiner werden, bis sie unerkennbar sind. Im Berufsleben geht es auf diese Weise weiter. Wer kennt nicht die Gespräche mit dem Chef, bei denen über Dinge gesprochen wird, die zu verbessern sind. Dabei wäre es viel spannender und motivierender, über die Eigenschaften zu sprechen, die gut laufen. Auf diese Weise werden das Selbstbewusstsein und die Selbstliebe immer kleiner und kleiner. Katharina möchte jedoch nicht mehr kämpfen und sich behaupten und verstellen. Sie will von nun an ihre Stärken leben. Dann wird das Leben leicht und wunderschön.

Während sie vorher auf der Straße des Kampfes gelaufen war, wandelt sie nun auf dem Pfad der Erfüllung. Während der Meditation sieht sie eine Frau, die stark und voller Liebe ist. So möchte sie sein. Jeden Tag ist sie etwas mehr diese Frau. Auf dem Weg zur Selbstliebe hilft es, sich bewusst zu machen, dass meist zwei Versionen von uns existieren: Es sind die reelle und die Wunschversion. Es ist sehr, sehr hilfreich, sich diese beiden Versionen genau anzuschauen.

Die reelle Version kritisieren wir. Wir finden ständig etwas, was wir an ihr nicht mögen oder gar hassen. Die Wunschversion zeigt uns in einem warmen Licht. Wir sind attraktiv und klug. Wir leben in einer perfekten Partnerschaft. Das interessante ist: Je mehr wir an unsere Wunschversion denken und je reeller wir sie uns vorstellen können, desto näher sind wir an ihr dran. Das geht so weit, bis wir mit ihr verschmelzen. Dann ist unsere Wunschversion unsere reelle Version geworden. Katharina stellt sich nun täglich vor, wie ihre Wunschversion sich wohl kleiden würde. Was würde sie essen, und wie würde sie gehen?

Frage dich: Wenn ich mich selbst lieben würde, wie würde ich handeln? Was würde ich essen? Wie würde ich meinen Körper behandeln? Mit welchen Menschen würde ich mich umgeben? Und dann, ja, dann brauchst du das einfach nur zu tun.

Seitdem Katharina dieses Spiel spielt, ist ihr Leben leichter und runder. Sie lebt nun ihr Leben. Es ist nicht immer kuschelig, aber es ist immer echt und voller starker Gefühle. Und die beste Freundin Yoga ist immer dabei.

Katharinas Lieblingsasana

DIE SCHILDKRÖTE

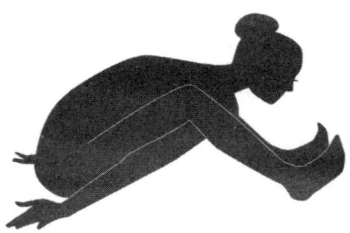

Die Schildkrötenhaltung veranlasst uns dazu, wirklich innerlich zu sinken und uns fallen zu lassen. Sie fördert den Blick nach innen. Wie eine Schildkröte können wir in uns sinken und den Blick nach innen richten.

DURCHFÜHRUNG

- ❀ Setze dich auf den Boden.
- ❀ Grätsche die Beine etwas mehr als schulterbreit, beuge die Knie, und ziehe den Oberkörper in die Länge. Beuge dich aus den Hüftgelenken heraus nach vorn.
- ❀ Nun schiebe die Arme unter den Oberschenkeln hindurch nach hinten. Die Handflächen zeigen dabei nach unten, und die Schultern sinken in Richtung Boden. Dabei ist es wichtig, sich nicht in die Position zu drücken, sondern sich sinken zu lassen.

- Die Knie und die Zehen zeigen nach oben. Die Rückenmuskulatur weitet sich.
- Irgendwann berühren die Stirn, später das Kinn und die Brust den Boden.
- Entspanne bewusst das Gesicht und die Kiefergelenke, das hilft auch den Geist zu beruhigen. Lasse den Atem möglichst ruhig und weich fließen.
- Bleibe dreißig Sekunden bis eine Minute lang in dieser Haltung.

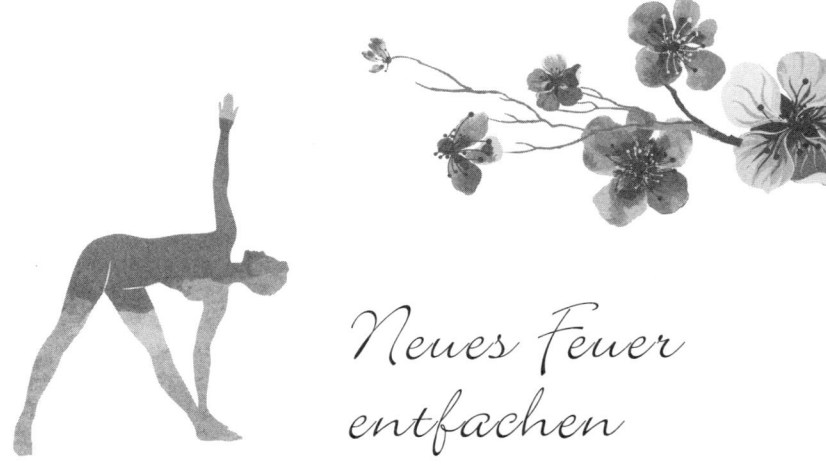

Neues Feuer entfachen

Wie Maja den Burn-out überwindet

So erging es Maja: Sie liegt in ihrem Bett. Sie war schon aufgestanden, ja, das schon, nur ist sie wieder umgefallen. Nun liegt sie da, bereits seit Stunden.

»Maja, Maja, was ist mit dir?«, erreicht eine Stimme ihr Ohr.

Langsam, ganz langsam dreht sie sich nach links und schaut in die besorgten Augen ihres Mannes. Nils streichelt sie am Arm. Sie sieht es, aber sie spürt es nicht. Überhaupt spürt sie gar nichts mehr. Sie fühlt sich wie von Watte umgeben, ganz weit weg von allem. Sie hört nichts. Ihr Kopf ist vollkommen leer. Gleichzeitig dröhnt und piept es in ihren Ohren. Die Stimme ihres Mannes erreicht sie mit einer zeitlichen Verzögerung. »Bitte ruhe dich heute aus. Gehe nicht in die Arbeit. Du brauchst Ruhe«, hört sie noch einmal seine Stimme, und dann ist er weg.

Vielleicht hat er noch mehr gesagt, nur gehört hat sie nichts. Sie bleibt liegen. Die Arme und Beine sind so schwer, dass sie sie gar nicht bewegen kann.

Irgendwann entdeckt sie sich auf dem Fußboden im Badezimmer. Sie musste auf die Toilette und hatte sich übergeben. Sie sieht die Überreste, ist jedoch nicht in der Lage, diese wegzuwischen. Dann wird es wieder dunkel.

Stunden später ist ihr Mann wieder da, oder ist inzwischen ein Tag vergangen? Sie weiß es nicht. Sie hat die Orientierung vollkommen verloren. Ihr Mann ist meistens tagelang nicht da. Manchmal ist er da, sie sieht ihn aber nicht. Es kommt ihr schon fast so vor, als gäbe es ihn gar nicht, als wäre er eine Traumfigur. Dann entdeckt sie jedoch seine Spuren in der Wohnung. Er ist viel unterwegs und kommt meistens erst in der Nacht heim. Sie schläft dann schon.

Nein, es ist nicht so, dass sie besonders früh schlafen geht, überhaupt nicht. Es ist meist erst gegen Mitternacht, wenn sie das Licht löscht. Nur Nils, der kommt noch viel später. Oft wird es zwei oder drei Uhr in der Nacht. Am frühen Morgen muss er dann schon wieder weg. Zu dieser Zeit schläft sie noch. Wie Nils das macht, ist ihr ohnehin ein Rätsel.

Vor drei Jahren hat er sich selbstständig gemacht und hatte die große Vision, ganz groß und deutschlandweit herauszukommen. Im Moment besteht sein Leben nur noch aus Arbeit. Ob er sie überhaupt noch sieht?

Sie sind seit der Schulzeit zusammen. Was haben sie nicht alles erreicht. Damals sind sie gemeinsam aus Ostberlin in den Süden von Deutschland gezogen. Er hatte gerade eine Lehre als Versicherungskaufmann beendet, und sie war wild entschlossen, ihm überall hin zu folgen. Arbeit hat ihr noch nie Angst gemacht. So stürzte sie sich hinein in das Leben voller Arbeit und Verpflichtungen. Sehr schnell fand sie einen Ausbildungsplatz in einer Arztpraxis. Gutes Personal ist schon immer schwierig zu finden gewesen. Ihr damaliger Chef merkte sofort, dass er in ihr eine sehr gute Kraft hatte, und förderte sie.

Sie blieb noch einige Jahre dort, bis sie sich dann für eine Weiterbildung und eine Praxis mit mehr Perspektiven entschied. So lief das dann Jahr um Jahr, und es vergingen Jahrzehnte.

Kinderwunsch?

Zwischenzeitlich hatten Nils und sie eine ganz schwere Zeit. Das war die Phase, in der sie unbedingt ein Kind wollte. Zunächst war es Nils nicht wichtig gewesen.

»Ich fühle mich noch nicht bereit für Kinder«, sagte er immer. Sie war nicht in der Lage, ihm zu zeigen, wie wichtig Kinder ihr doch waren. Vermutlich hätte sie gleich zu Beginn die Dringlichkeit in ihrem Herzen darlegen sollen … Als sie es ihm dann sagte, waren wieder zehn Jahre vergangen, und es klappte einfach nicht. Natürlich haben sie alles versucht. Alles?

Na ja, zumindest einiges. Es waren sehr schmerzhafte Jahre. Immer wenn sie eine schwangere Frau sah oder in der Praxis eine Kollegin die Mitteilung machte, dass sie ein Kind erwarte, war es besonders schlimm. Noch immer wird ihr das Herz schwer, wenn sie an diese Zeit zurückdenkt. Beinahe hätten sie sich getrennt. Sie stellt sich immer vor, dass diese Zeit sie stärker zusammengeschweißt hat. Dann denkt sie wieder, sie macht sich etwas vor, und in Wirklichkeit sprechen sie einfach nicht darüber, und es ist Gras darüber gewachsen. Nur: Unter der Oberfläche ist die Wunde noch immer nicht verheilt. Maja hat ein ganz gutes Pflaster entdeckt: die Arbeit.

Seitdem ihr Vater vor drei Jahren verstorben ist, hat sie keine Familie mehr. Er war ihr einziger Anker. Er war der Halt, den sie hatte, ihre ganze Familie. Dabei haben sie sich gar nicht oft gesehen, vielleicht zwei- oder dreimal im Jahr. Ihre Mutter lebt zwar noch, aber mit dieser ist sie schon seit Jahrzehnten zerstritten. Wie sehr hat sie sich schon immer eine eigene Familie gewünscht. Sie ist ein Familienmensch und in der Natur aufgewachsen. Damals, in einem Vorort von Berlin, war sie das Mädchen vom Lande. Im Grunde ist sie das immer noch. Wenn sie gefragt wird, was sie sich am meisten wünscht, dann ist es ein Haus im Grünen. Ein Haus mit Hühnern, Kaninchen und anderen Tieren. Sie liebt es, barfuß im Garten zu laufen, ganz ohne Make-up und Maske. Und so hätte sie auch von Herzen gern eine eigene Familie aufgebaut.

Maja hat den Eindruck, sie habe auf ganzer Linie versagt. Ihr ganzes Leben ist ein Desaster. Was ist aus ihnen, aus Nils und ihr, geworden? Wo sind ihre Träume hin? Soll es so weitergehen? Sie hat den Eindruck, sie sieht ihren Mann gar nicht mehr. Aus Rücksicht auf sie haben sie ein zweites Schlafzimmer eingerichtet. Ein Bett, in dem Nils schlafen kann, wenn er spät heimkommt, damit sie ungestört ist. Auch ein eigenes Badezimmer hat er. Und nun? Es kommt ihr vor, als hätte sie sich mühevoll ihr eigenes Grab geschaufelt.

»Majalein, nur ein paar Jahre, dann wird alles besser, dann können wir wieder in den Urlaub fahren. Die Gründungsjahre sind immer schwierig. So geht es jedem. Das musst du durchhalten. Da müssen wir beide durch«, sagt Nils immer beschwichtigend. Dann setzt er noch einen drauf und versichert ihr: »Maja, du hast den treuesten Ehemann der Welt. Wenn du mich brauchst, bin ich immer da.«

Arbeit über alles

Und weg ist er. Maja hat natürlich Verständnis. Sie hat ohnehin immer und für jeden Verständnis. Ob es die Arbeit der schwangeren Kollegin ist, die neue Gesetzgebung, die überarbeitet und in die Praxis integriert werden muss, oder die Patientenakquise. Maja macht das. Immerhin hat sie sich bis zur Praxismanagerin hochgearbeitet. Jetzt ist die Praxis ihre Familie. Dort ist sie die Mutter, die alle Fäden zusammenhält. Sie ist diejenige, die immer alles weiß, die für die anderen ein Lexikon ist. Maja ist diejenige, die einspringt, wenn jemand krank ist. Sie kauft Blumen, Pralinen, Getränke und Praxismaterialien.

Es war ganz selbstverständlich, dass sie eine Weiterbildung zur Praxismanagerin gemacht hat. Es war auch selbstverständlich, dass sie viel mehr Aufgaben übernommen hat – ohne mehr Gehalt zu erhalten.

»Der Praxis geht es schlecht«, erzählt ihr Chef immer wieder. Wie kann sie da um mehr Gehalt oder freie Tage bitten.

Im Gegenteil, sie ist diejenige, die die Praxen, in denen sie gearbeitet hat, immer wieder aus dem Loch herausgeholt hat. Komisch, dass ihr das immer wieder passiert. Immer wieder gerät sie an Praxen, die aufgebaut werden müssen. Ja, sie ist die Frau, die zupackt, die aufbaut, die alles lernen kann. Sie kommt aus dem Osten Deutschlands, wo die Menschen weggezogen sind, um sich eine neue Zukunft aufzubauen. Das hat sie dermaßen verinnerlicht, dass sie gar nicht mehr anders kann. Sie kann nicht still sitzen.

Heute ist sie gezwungen, still zu sitzen, und es treibt ihr die Tränen in die Augen. Wo ist sie bloß angekommen? Es ist ihr ganz schwer ums Herz. Sie, das Naturkind, lebt in einer Dreizimmerwohnung in

München. Wenn sie aus dem Fenster sieht, erblickt sie Straßenbahnen und Autos, die viel zu schnell fahren. Es gibt keinen Garten, keine Terrasse, keine Hühner und kein Kinderlachen. Das ist nun ihr Leben. Es tut so weh, dass sie sich augenblicklich wieder übergeben muss.

In ihrem Bett wieder angekommen, sitzt Maja auf der Matratze und starrt die Wand an, stundenlang.

Irgendwann steht Nils vor ihr.

»Schatz, du musst etwas essen. Steh doch auf, bewege dich etwas, dann wird das wieder«, sind seine aufmunternden Worte.

»Nein, Nils, das wird nie wieder. Mein Leben ist vorbei. Ich habe es verpasst«, presst sie hervor, und ihr Gesicht ist tränenüberströmt.

»Was erzählt du da für einen Unsinn. Du bist einfach überarbeitet«, sagt Nils erschrocken.

Irgendwie schafft Nils es, sie zum Arzt zu schleppen, und sie bekommt Infusionen. »Ihr Körper ist völlig runtergewirtschaftet. Wie konnten sie es so weit kommen lassen?«, schimpft sie der Arzt. »Ich werde sie vierzehn Tage krankschreiben.« – »Was? Das geht gar nicht. Ich muss in die Praxis«, entgegnet sie ihm. »Sie müssen mich übers Wochenende hinbekommen. Mein Chef zählt auf mich. Ohne mich geht dort alles drunter und drüber. Wir brauchen Personal, und ich bin die Praxismanagerin«, entgegnet sie ihm. »Ich muss am Montag arbeiten gehen.«

Ja, so ist es. Maja hat viele, viele Aufgaben an sich genommen, weil einfach keiner da war, der sie hätte erledigen können. Ihr Chef weiß, dass er in ihr eine richtige Perle hat. Nie würde sie die Praxis im Stich lassen. Sie ist unersetzbar. Ja, es gibt böse Zungen, die behaupten, sie mache sich bewusst unersetzbar, damit der Chef und auch alle anderen von ihr abhängig sind. Sie ist diejenige, die als Letzte aus der Praxis geht. An Weihnachten, wenn alle anderen schon mit ihren Familien feiern, sitzt sie noch in der Praxis an der Abrechnung. Wohin soll sie denn schon gehen?

Daheim ist ohnehin niemand. Nils kommt erst spät. In der Praxis kann sie wenigstens nützlich sein.

Immer nur Geduld haben

»Nützlich zu sein« ist Maja wichtig. Sie möchte jemandem nützlich sein, möchte gesehen werden, und sie möchte dazugehören. Maja möchte Teil von etwas Ganzem sein, natürlich am liebsten von etwas Großem. Die Praxis ist ihre Familie. Jetzt wird ihr schmerzlich bewusst, dass diese Familie sie nicht umarmen und nie so sein kann, wie sie es gern möchte. Sie muss etwas darstellen. Schließlich ist sie die Praxismanagerin. Sie repräsentiert die Praxis. Sie arbeitet neue Mitarbeiterinnen ein und verhandelt mit Vertretern.

Wo ist die wirkliche Maja geblieben?

Daheim angekommen vergräbt sie sich unter ihrer Bettdecke. Es gibt diese Maja nicht mehr. Es gibt nur noch einen Haufen Körper, Muskeln und Knochen, die schmerzen, einen Magen und einen Darm, die rebellieren, und einen Kopf, der nicht mehr denken kann. Im Augenblick kann sie noch nicht einmal sagen, wann ihr Vater Geburtstag hatte. Maja fühlt sich vollkommen nutzlos. Wenn sie jetzt sterben würde, würde es kaum jemanden interessieren. Hm. Aber wie soll sie das anstellen? Wie soll sie einfach sterben? Sie stellt sich das so schön vor, keine Verpflichtungen mehr zu haben, aber wie soll sie in diesen Zustand kommen? Sie kann sich kaum auf den Beinen halten.

Maja fällt in einen traumlosen Schlaf, wacht schweißgebadet mitten in der Nacht auf und grübelt weiter. Was wäre, wenn ich einfach ... Schon schläft sie wieder.

»Sie sehen ganz schön abgearbeitet aus«, begrüßt sie ihr Chef nach einer Woche. »Ruhen Sie sich etwas aus. Was ist los?«

»Alles in Ordnung. Es ist nur etwas viel im Augenblick, aber ich schaffe da schon«, beruhigt sie ihn.

Nun, das wollte er hören, und genau das hat er zu hören bekommen. Maja schleppt sich durch den Tag. Jeden zweiten Tag geht sie zusätzlich zu ihrem Arzt, um eine Infusion zu erhalten. Nils hat sich schon längst an ihren Zustand gewöhnt.

»Das dauert dieses Mal länger, bis ich mich erholt habe«, erklärt sie ihm. Zwischendurch, wenn es ganz schlimm und sie ganz mutig ist, versucht sie, ihm zu erklären, dass sie so nicht weiterleben möchte. Sie möchte Urlaub machen, möchte wenigstens einen Tag in der Woche mit ihrem Mann etwas unternehmen, und sie möchte einen Garten.

Immer wenn sie ihm das so sagt, entgegnet er: »Das geht nicht so schnell. Du musst Geduld haben.«

Die Mauer wächst

Maja hat den Eindruck, dass das Loch, in dem sie sich befindet, immer tiefer wird. Sie ist in einem Leben drin, welches nicht das ihre ist, und sie ist in einem Körper drin, der nicht zu ihr gehört, oder wie ließe es sich sonst erklären, dass ihr Körper ihr nicht mehr gehorcht? Maja ist verzweifelt. Nur: Keiner scheint ihre Verzweiflung zu bemerken, oder es interessiert einfach niemand. Klar: Jeder ist mit sich und seiner eigenen Familie beschäftigt. Womit wir wieder beim Thema wären: die fehlende Familie.

Maja wird 50. An Kinder ist nun absolut nicht mehr zu denken. Es ist also vorbei. Ihr neues Hobby scheint zu sein, die Wand vor ihrem Bett anzustarren. Morgens steht sie pflichtbewusst auf. Langsam und gewissenhaft setzt sie ihre Masken auf. Sie braucht zwei Stunden dafür.

Wenn sie in der Praxis angekommen ist, sieht kaum jemand, wie es um sie steht. Da muss einer schon ganz genau hinschauen. Maja achtet jedoch immer genau darauf, dass keiner so viel Zeit bekommt, um genau hinzuschauen. Die Mauer um sie herum wird immer höher. Die Kommunikation mit den Kolleginnen, dem Chef, den Patienten und überhaupt allen Menschen wird immer schwieriger. Maja hat den Eindruck, alle Menschen sind unzufrieden, keiner hat Zeit, um auf etwas zu warten. Alles muss jetzt und sofort passieren. Irgendwie kommt sie durch den Tag. Natürlich ist sie gedopt. Ohne Schmerzmittel könnte sie ihren Alltag gar nicht ertragen.

Gegen zweiundzwanzig Uhr, manchmal später, schleppt sie sich heim. Im kalten, dunklen Zuhause angekommen legt sie sich aufs Bett. An den Wochenenden steht sie gar nicht auf. Sie bleibt einfach liegen und starrt ihre Wand an. Zwischendurch holt sie einige Lebensmittel ins Haus und wäscht die Wäsche. Das war's. Das ist ihr Leben. Das Leben ohne Familie und der Arbeit als Ersatz. Überhaupt ist sie nur nützlich, wenn sie in der Arbeit ist. Dann freut sich wenigstens ihr Chef, dass sie so viel geschafft hat. Ja, dort bekommt sie Lob.

Licht im Dunkeln

Eines Tages tritt sie vor der Haustür in einen Hundehaufen.
»Oh nein. Das auch noch«, ruft sie genervt. In diesem Haus dürfen doch sowieso keine Tiere gehalten werden. Ein Hundehaufen direkt vor dem Eingang? Wo kommt der her? Sie blickt auf. Ist das Hundegebell, was sie vernimmt?
»Unerhört«, denkt sie sich. »Das ist verboten.«
Einige Tage später sieht sie ihn, den Hund, der scheinbar doch im gleichen Haus wohnt, in dem sie lebt. Es ist ein Golden Retriever. Unter ihr wohnt eine ältere Dame, die diesen Hund von ihrem verunglückten Sohn geerbt hat.
»Ich weiß gar nicht, wie ich das machen soll«, jammert diese. »Ich kann gar nicht mit dem Hund umgehen, und er ist zu groß.«
Maja streichelt den Hund und spürt eine Wärme, die ihr guttut. Irgendwie fühlt sie eine Verbindung zu ihm. Er hat sein Herrchen verloren, sein Heim. Genau wie sie ist er allein.
»Einen Hund können wir auf gar keinen Fall halten«, entgegnet ihr Nils, als sie ihm am Abend von Jacky erzählt.
Ja, das ist ihr eigentlich auch klar.
»Wann sollen wir uns denn um den kümmern? Es ist eine Verpflichtung, wie bei einem Kind.«
Ein Kind ... da war doch was ...
»Der Hund von Frau Maier ist nicht unser Problem.« Mit diesen Worten ist das Thema für Nils erledigt. Maja geht es noch lange nicht aus dem Kopf. Nach einigen Tagen klingelt sie bei der Nachbarin. Erst nach einer Weile öffnet diese die Tür. Sie schaut sehr entspannt aus. Zum ersten Mal sieht ihr Maja in die Augen. Diese Frau

soll schon jahrelang neben ihr wohnen? Noch nie hat sie ihre Nachbarin genau angeschaut.

»Kommen Sie nur rein, meine Liebe«, sagt die ältere Dame freundlich. Maja tritt in ihre Wohnung und somit in eine andere Welt. Es duftet nach, ja, nach Lavendel und Zimt und ... Sie kann es nicht benennen. Im Wohnzimmer angekommen erkennt sie, dass der Duft von einem Räucherstäbchen herrührt.

Die alte Frau hat Yoga gemacht. Die Nachbarin erkennt die Verwunderung in Majas Gesicht.

»Ja, ich praktiziere Yoga. Ich mache das seit meinem zwanzigsten Lebensjahr«, erklärt sie. »Es ist wie eine Sucht, eine angenehme Droge ohne Nebenwirkungen«, sagt sie lächelnd zu Maja.

Jetzt erst hört Maja die leise Musik.

»Kommen Sie, setzten Sie sich zu mir auf die Matte. Sie sehen abgespannt aus«, sagt die Dame liebevoll.

Maja setzt sich zu der Nachbarin auf den Boden.

Frau Maier gibt ihr ein kleines rundes Kissen. »Hier, darauf ist es etwas angenehmer.«

Eine kleine Weile sitzen die beiden Frauen einfach nur da. Während Frau Maier ihre Augen schließt und der Musik lauscht, sichtlich entspannt, wie Maja findet, ist es Maja ziemlich unangenehm, so tatenlos dazusitzen. Sie traut sich jedoch nicht, ihre Nachbarin zu stören.

Nach einer gefühlten Ewigkeit, dabei sind ganz bestimmt erst wenige Minuten vergangen, öffnet Frau Maier ihre Augen und fragt: »Weswegen sind Sie eigentlich gekommen?«

Stimmt, es hat einen Grund gegeben, weswegen Maja jetzt da sitzt. Was ist es denn noch mal gewesen? Maja muss sich anstren-

gen und nachdenken. Es fällt ihr schwer. In letzter Zeit fällt ihr alles schwer. Das gesamte Leben ist einfach schwer. »Wollten Sie vielleicht zu Jacky?«, platzt die Nachbarin in ihre Gedanken hinein.
»Ja, stimmt. Wo ist er? Wo ist Ihr Hund?«, fragt Maja nun, erleichtert darüber, dass sie ein Thema hat.
»Er ist mit einem Mädchen Gassi. Wissen Sie, er zieht mir zu stark an der Leine. Außerdem reicht es mir, wenn ich einmal am Tag mit ihm raus muss«, beantwortet Frau Maier ihre Frage. »Ich werde ein neues Zuhause für ihn suchen. Er tut mir leid, aber er kann bei mir nicht bleiben«, sagt sie ein wenig traurig. »Vielleicht nimmt ihn die Familie des Mädchens. Sie lernen einander gerade kennen.«

Obwohl es keinen Grund mehr gibt, bei ihrer Nachbarin zu verweilen, fühlt Maja sich von der alten Dame angezogen. Genau wie sie hat sie keine Familie. Sie lebt allein. Das scheint ihr jedoch nichts auszumachen. Sie wirkt glücklich und zufrieden und macht einen äußerst gesunden und fitten Eindruck. Maja erfährt, dass die Dame 74 Jahre alt ist und fast täglich mindestens eine Stunde lang Yoga praktiziert. Sie ist nie in eine Yogaschule gegangen. Sie hat sich alles selbst beigebracht. Wobei: Wenn es nach Frau Maier ginge, braucht es nichts, was man lernen muss.

»Yoga ist die Verbindung zu dir selbst«, erklärt sie Maja. »Das Wichtigste ist die Atmung«, erklärt sie weiterhin. »Die meisten Menschen – und du gehörst dazu – atmen falsch. Sie atmen zu flach. Viele ziehen sogar beim Einatmen den Bauch ein. Das ist dann also genau umgekehrt, wie es sein sollte.« Sie legt Maja eine Hand flach auf den Bauch und die andere auf die Lendenwirbelsäule. Gemeinsam atmen sie mehrere tiefe Atemzüge.

In dem Augenblick, in dem du dich auf deine Atmung konzentrierst und bewusst darauf achtest, wann du deinen Bauch öffnest und mit Luft füllst, öffnest du deinen Geist, dein Inneres.

Über diese Sätze muss Maja lange nachdenken. Es stimmt, sie atmet meist zu flach und sogar falsch. Unfassbar, dass man sogar falsch atmen kann, denkt sie und achtet von nun an bewusst darauf, wann und wie sie atmet.

Mit einem tiefen Atemzug verbinden wir uns mit uns selbst. Diese Verbindung können wir immer und überall vollführen. Dafür benötigen wir keinerlei Geräte oder Anleitung – nur Achtsamkeit uns selbst gegenüber. Auf diese Weise können wir uns selbst heilen.

Maja geht nun regelmäßig zu ihrer Nachbarin. Sie geht mit einer Yogamatte, einem schönen Tee und einem Lächeln im Gesicht. Frau Maier und ihr Yoga sind ihre Insel geworden, der Ort, an dem sie auftanken kann. Immer wieder staunt sie, wie gelenkig die alte Dame ist. Sie ist eine unfassbar starke Frau. Meistens sitzen sie einige Zeit nebeneinander. Frau Maier nennt das Meditieren. Dann machen sie einige Übungen. Frau Maier erklärt, dass diese Asanas genannt werden. Es sind nicht viele, aber sie sind sehr wirksam. Jedes Mal, wenn Maja aus der Nachbarwohnung über das Treppenhaus in ihre eigene Wohnung hinübertritt, ist sie wie beseelt. Es geht ihr gut. Sie ist mit sich im Reinen.

Wie kann es sein, dass ein paar Körperübungen eine solche Wirkung haben? Eigentlich ist es egal. »Du musst nicht alles verstehen, es reicht zu wissen, dass es funktioniert«, erklärt ihr Frau Maier. »Wenn du den Lichtschalter betätigst, geht die Lampe an, ganz gleich, ob du das verstehst oder ob du keine Ahnung von Elektrizität hast.« Das kann Maja akzeptieren und gibt Ruhe.

Nach einigen Wochen erkennt Nils seine Frau nicht wieder. Sie hat ihren Burn-out überwunden, mehr noch: Sie ist attraktiver und schöner als jemals zuvor. Weil sie nicht mehr so viel meckert und es ihr deutlich besser geht, bleibt er öfter länger daheim. Es zieht ihn magnetisch nach Hause. Dort herrscht eine gute Energie. Nun kann er dort auftanken und sich fallen lassen. Er braucht sein zusätzliches Bett nicht mehr. Das ist gut so, denn Maja macht aus diesem Zimmer ein Yogazimmer.

Majas Lieblingsasana

DER KATZENFLOW

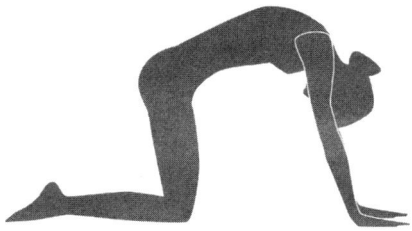

Die fließende Bewegung, die aus der Stellung der Katze in die Hundhaltung, macht den Rücken flexibel und weich. Sie löst Verspannungen und hinterlässt ein wohliges Gefühl von Wärme und Ruhe. Wenn wir die Stellung der Katze mit dem gebeugten und durchgebogenen Rücken mit Genuss durchführen, erhalten wir die Geschmeidigkeit der Katze. Wenn wir uns dabei vorstellen, eine Katze zu sein, können wir viel innere Balance aus dieser Übung ziehen. Schön ist es, sich vorzustellen, wie die Katze aus sich herausgeht und zum Angriff einen Buckel macht und sich dann im Anschluss zurückzieht und den Kopf versteckt. Aber nur, um sich gleich wieder dem Leben zu öffnen. Diese Übung lockert verkrampfte Rückenmuskulatur und regt die Atmung an.

DURCHFÜHRUNG

- Gehe in den bequemen und stabilen Vierfüßlerstand.
- Die Knie und die Hände sollten jeweils parallel und ungefähr beckenbreit voneinander entfernt sein.
- Atme ganz ruhig aus und anschließend wieder ein. Beim nächsten Ausatmen machst du einen Katzenbuckel und ziehst den Kopf zur Brust. Drücke den Rücken zur Decke.
- Beim Einatmen machst du ein Hohlkreuz und streckst den Rücken durch. Am besten stellst du dir vor, dass du den Bauchnabel zum Boden ziehst.
- Fahre mit dieser Übung ganz achtsam im Einklang mit deiner Atmung fort.

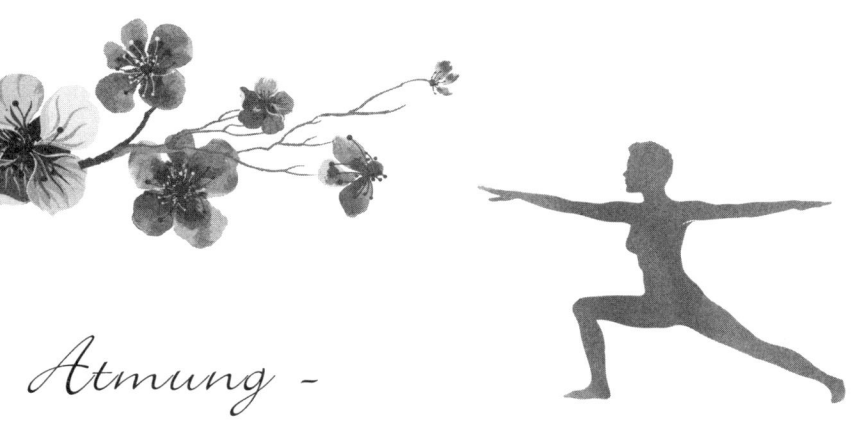

Atmung –
Es kann nichts Wichtigeres geben

Man sollte meinen, Atmung ist einfach, schließlich tun wir das ununterbrochen und sogar unbewusst. Das muss man nicht lernen. Darauf muss man sich nicht konzentrieren. Genau das ist das Problem! Viele von uns atmen vollkommen falsch! Beim Einatmen kommt mehr Volumen in den Körper. Da sollten sich der Brustkorb weiten und der Bauch an Volumen zunehmen. Dies ist bei vielen genau andersherum. Viele Menschen ziehen den Bauch beim Einatmen ein. Das ist paradox. Natürlich atmen wir alle ganz automatisch. Atmung gehört zu unseren grundlegenden Lebensfunktionen. Der Herzschlag geschieht auch ganz automatisch.

Im Gegensatz zum Herzschlag können wir unsere Atmung steuern und verändern. Wir können unsere Atemqualität verbessern. Wir können tiefer ein- und ausatmen. Wir können sogar den Atem anhalten und somit den Automatismus kurzfristig ausschalten.

Das alles können wir mit dem Herzschlag nicht tun. Um zu überleben, müssen wir atmen und mit der Atmung Sauerstoff aufnehmen. Sehr häufig befinden wir uns in geschlossenen Räumen, in denen ohnehin nicht viel Sauerstoff enthalten ist. Wenn wir dann auch noch sehr flach atmen – und dies passiert meistens, wenn wir über dem PC am Schreibtisch sitzen –, nehmen wir viel zu wenig Sauerstoff auf. Um in unsere Zellen zu gelangen, muss der Sauerstoff zunächst einmal durchs Einatmen in unsere Lungen kommen. Damit ist es aber nicht getan. Der Sauerstoff muss die Kapillaren erreichen und kann dann mit dem Blut weitertransportiert werden. Erst in der weiteren Verbindung mit anderen Teilchen in unseren Zellen wird die Energie freigesetzt und in unseren Kraftwerken der Zellen, den Mitochondrien, erzeugt. Das Kohlendioxid als Abfallprodukt gehört wieder abtransportiert.

Prana

Als Prana wird bei den Yogis die universelle Lebensenergie bezeichnet. Damit ist jegliche Form von Energie, die in unserem Universum wirkt, gemeint. Prana ist unendlich und gleichzeitig mit unseren Geräten nicht messbar. Prana versorgt unseren Körper mit Energie und verbindet Körper, Geist und Seele miteinander. Wenn Prana in uns ungehindert fließen kann, sind wir im Einklang mit der Natur. Wir sagen auch gern: Wir sind in unserer Mitte.

Ein Mangel an Prana führt zu Problemen und Beschwerden auf körperlicher und seelischer Ebene. Atmen wir zum Beispiel dauerhaft zu flach, erhalten unsere Zellen zu wenig Prana, und die Abfallprodukte werden nur ungenügend abtransportiert. Ebenso ist es, wenn wir schlechte Luft atmen. Prana erhalten wir jedoch nicht nur durch die Atmung.

Unser Körper und unsere Seele werden genährt durch unsere Atmung, unsere Ernährung, die Sonnenstrahlen und das Wasser, welches wir aufnehmen.

Im Yoga gibt es unzählige Techniken, die die Aufnahme von Prana erhöhen und den Prana-Fluss verbessern. Es geht darum, diese kosmische Energie zu speichern. Die höchste Stufe ist die Kontrolle der Lebensenergie – das Pranayama. Wenn wir es schaffen, das Prana gezielt einzusetzen, können wir nicht nur unseren Körper und Geist gesund erhalten, sondern auch heilende Wirkungen erzeugen. Weil einfach die meisten Menschen nichts von Prana wissen, nutzen sie ihr energetisches Potenzial nicht aus. Die meisten können sich gar nicht vorstellen, dass ihre »Wehwehchen« tatsächlich mit einem Mehr an Prana »behandelbar« sind. Ganz gleich, ob es sich bei den Wehwehchen um körperliche Probleme oder seelische Leiden handelt. Es ist in unserer Welt »normal«, von Kopfschmerzen, Rückenbeschwerden sowie Sorgen und Ängsten geplagt zu werden. Es gibt immer Gründe, sich Sorgen zu machen, mal ist es eine Prüfung, dann die Sorgen um eine Arbeitsstelle, um einen geliebten Menschen, um die Gesundheit und immer so weiter.

Viele von uns finden sich mit schlechten Lebensbedingungen ab. Ob es sich um denaturierte Nahrung, Schadstoffe, die in unserem Umfeld sind, oder seelische Belastungen handelt, macht kaum einen Unterschied. All diese Dinge reduzieren unser Prana. Wir kennen das: Wenn wir uns ängstigen, uns Sorgen um eine bestimmte Sache machen, sind wir einfach nicht so widerstandsfähig. Wir fangen uns jeden Infekt ein, der gerade in unserem Umfeld kursiert. Dann heißt es nur noch: »Auch das noch.« Dieser Zustand ist für uns zur Normalität geworden.

Nur weil etwas »normal« ist, ist es deswegen noch lange nicht gut und richtig. Im Yoga jedoch wird dieser Zustand beleuchtet und hinterfragt.

Die Frage »Wie geht es mir?« gewinnt eine völlig neue Bedeutung. Plötzlich ist sie ernst gemeint. Bis zu einem gewissen Grad können wir zwar auch uns selbst belügen, wenn wir es jedoch ernst meinen mit unserer Gesundheit, tun wir gut daran, ehrlich zu uns selbst zu sein.

Yoga zu praktizieren bedeutet, einen wichtigen Schritt in die richtige Richtung zu tun. Das umfasst auch die Entscheidung, seine Gesundheit auf allen Ebenen in die Hand zu nehmen. Yoga ist nicht nur Gymnastik, Schneidersitz und Durchatmen. Yoga ist Selbstverantwortung.

Es gibt zwei Arten, um die Prana-Energie zirkulieren zu lassen:

1. Mittels Atmung und Konzentration
2. Mittels Bandmaß, Mudras, Pranayamas und Konzentration

Pranayamas sind Atemtechniken zur Kontrolle der Prana-Energie. Bei innerer Ruhe atmen wir ruhig und langsam. Wir können diese Ruhe durch eine solche Atmung auch bewusst herbeiführen. Wir kennen alle die beruhigende Formel: »Erst einmal durchatmen!« Letztendlich erinnert sie uns an genau diese Tatsache: Wir haben es selbst in der Hand, wie wir reagieren. Durch unterschiedliche Pranayamas können wir unsere Herzfrequenz und unseren Blutdruck regulieren und noch viele andere positive Effekte erzielen.

Atembeobachtung

Allein indem wir den Atem einfach nur beobachten, werden wir achtsamer unserem Körper gegenüber. Man muss dafür keinen Kurs besuchen und auch nichts lernen. Sich einfach still hinsetzen, am besten gerade und bequem, ohne sich anzulehnen, ist schon alles, was wir dafür tun müssen. Sehr häufig glauben wir, wir müssten eine Anleitung haben oder zumindest einige Anweisungen. Dem ist nicht so.

Wir sollten grundsätzlich viel mehr Vertrauen in uns selbst, unsere Fähigkeiten und Sinne haben. Alles, was wir brauchen, um unseren Atem zu beobachten, ist bereits in uns.

Wir brauchen noch nicht einmal Ruhe. Ein geübter Yogi kann auf einem überfüllten Bahnhof seinen Atem beobachten und auch meditieren. Für den Anfänger ist Ruhe jedoch von Vorteil. Es geht darum, den Atem besser oder überhaupt erst bewusst wahrzunehmen. Je besser wir unseren Atem spüren können, umso mehr können wir uns selbst wahrnehmen. Im Yoga wird besonderer Wert auf die Ausatmung gelegt. Das Ausatmen hat eine harmonisierende und reinigende Wirkung. Je ruhiger wir werden und je mehr wir in uns hineinspüren, umso mehr Ruhe, Frieden und Klarheit kommen in uns. Eine sehr gute Methode und Hilfe, seinen Atem zu beobachten, ist der Einsatz der Stimme.

Wenn wir bei der Ausatmung die Stimmritze etwas schließen, geben wir einen rauschenden Ton heraus, ähnlich wie Meeresrauschen. Möglicherweise ist dieser Ton gar nicht von anderen zu hören. Es ist unser ganz persönlicher Meeresstrom. Geben wir uns diesem hin, hat das eine beruhigende und harmonisierende Wirkung.

Die vertiefte Yogaatmung

Sie ist ein spiritueller Weg zu sich selbst. Grundsätzlich bin ich der Meinung, dass wir auch dafür keinen Kurs benötigen. Eine Anleitung ist jedoch sicher von Vorteil. Die tiefe und bewusste Atmung ermöglicht es uns, uns mit uns selbst, unserem tiefen Kern, zu verbinden. Als Westeuropäer mögen wir das Wort »Arbeit« gern. So wird gern in den Yogaschulen gesagt: »Wir arbeiten mit dem Atem.«

In Wirklichkeit sollte es eher ein Spielen und Beobachten sein. Dabei kommt es als Erstes darauf an, seinen Atem überhaupt zu spüren. Es gibt im Yoga drei Wege, mit seinem Atem zu »arbeiten«. Es können die Atemlänge, der Atemrhythmus und die Atemtiefe verändert werden. Die Wohltat des Atems zu spüren ist ein fast göttlicher Akt, wenn wir ihn ganz bewusst erleben. Die Bedeutung wird uns erst dann richtig klar, wenn wir mal nicht durchatmen können oder zu wenig Luft bekommen.

Im Grunde geht es bei der vertieften Yogaatmung darum, möglichst viel Prana-Lebensenergie aufzunehmen. Wer viel Prana besitzt, hat die Kontrolle über sein Nerven-, Hormon- und Immunsystem.

Ein hohes Maß an Prana bedeutet eine gute Gesundheit. Mit guter Gesundheit ist Gesundheit auf allen Ebenen gemeint: sowohl körperlich als auch seelisch. Wer den Problemen des Alltags ruhig entgegentritt, der kann gelassener leben und auch den großen Herausforderungen gestärkter begegnen.

Ein geübter Yogi kann die Atmung jederzeit und schnell abrufen. Die tiefe Atmung ist nicht auf die Yogastunde beschränkt.

Die Atmung der Yogis lässt sich in drei Worten beschreiben: langsam, tief, bewusst.

Die Blockaden-Lös-Atmung
Die Wechselatmung eignet sich ganz hervorragend als eine »Blockaden-Lös-Atmung«, weil sie Blockaden auf sanfte Art bereinigt. Die Wechselatmung dient der Reinigung der Nadis (unsere Energiekanäle) und bringt unser vegetatives System ins Gleichgewicht. Bei der Wechselatmung wird abwechselnd durch das rechte und linke Nasenloch geatmet. Abwechselnd wird mit dem Daumen bzw. dem Ringfinger ein Nasenloch geschlossen.

Diese Konzentration auf einen Luftweg löst Blockaden und regt den Energiefluss an. Weil diese Übung ein hohes Maß an Konzentration bedeutet, ist sie sehr gut geeignet, um Stress und negative Emotionen abzubauen.

Die Energie-Sammel-Atmung
Wenn wir genug Prana gesammelt haben, können wir diese Energie auch gezielt in einen Körperbereich fließen lassen. Dies geschieht durch intensive Konzentration auf diesen Körperteil. Bevor wir jedoch die Energie dort hinfließen lassen können, müssen wir genügend Energie gesammelt haben. Im Yoga gibt es ein sehr wirksames Mittel, den Atemfluss anzuhalten. Nachdem wir eine Zeit lang tief geatmet haben und der Atem sehr ruhig geworden ist, können wir den Atemfluss gezielt unterbrechen. Dabei geht es nicht einfach darum, die Luft anzuhalten, sondern in einen ganz entspannten Zustand zu kommen, bei dem die aufgenommene Prana-Energie gespeichert wird.

Weil dabei quasi eine Barriere für die Energie errichtet wird, sprechen die Yogis von Bandhas. Wörtlich übersetzt bedeutet »Bandhas« Riegel oder Schloss. Es gibt verschiedene Bandhas, die jedoch regelmäßige Übung erfordern. Ungeduld und Ehrgeiz sind hier fehl am Platz und ziehen manchmal sogar Unwohlsein, Kreislaufprobleme und Schwindel nach sich.

Es geht hier nicht darum, mit sich selbst zu kämpfen und sich zu etwas zu zwingen, sondern um das liebevolle und geduldige Abwarten auf den richtigen Zeitpunkt.

Zusätzlich dazu ist es auch sehr schön und hilfreich bei Krankheiten, sich vorzustellen, dass man in den betreffenden Körperteil oder in das betreffende Organ heilende Energie oder heilendes Licht sendet. Es wird die ganze Achtsamkeit auf die Genesung eines Körperteils gelenkt. Ein richtiger Energiebooster ist es, wenn wir die Einatmung mit einer speziellen Körperbewegung (zum Beispiel »die Arme hochheben«) verbinden. Wenn eine inspirierende Visualisierung hinzukommt, können wir innerhalb kürzester Zeit sehr viel Prana aufnehmen. Dieser Technik bedienen sich viele Menschen, die in der Öffentlichkeit und im Rampenlicht stehen.

Wirkung der tiefen Yogaatmung

Ich habe gar nicht die Absicht, alle Wirkungen der Yogaatmung aufzuzählen. In den vorgehenden Ausführungen ist sicherlich klar geworden, dass die Wirkungen sowohl beruhigend als auch anregend sein können – ganz so, wie wir das wollen und im Moment benötigen. Wir können gelassener und entspannter werden oder aber energiegeladener und lebendiger. Es versteht sich von selbst, dass alles seine Zeit benötigt und Übung braucht. Auch im Yoga passiert nichts von jetzt auf gleich. Aber: Was ist schon Zeit?

Diese Wirkungen können wir durch eine gute und intensive Yoga-Atempraxis erreichen:

- Sauerstoffzufuhr im Körper und in allen Zellen erhöhen
- Aktivierung der Selbstheilungskräfte
- Stärkung des Immunsystems
- Reduktion von Infekten
- Entgiftung des Körpers

- Jüngeres Aussehen durch Verlangsamung des Alterungsprozesses
- Reduktion des Blutdrucks
- Straffe Muskeln
- Besseres Körperbewusstsein
- Bessere Körperhaltung
- Auflösung seelischer Blockaden
- Erhöhung der Energie
- Reduktion des Schlafbedürfnisses

Der erfüllte Kinderwunsch

Arnikas Weg

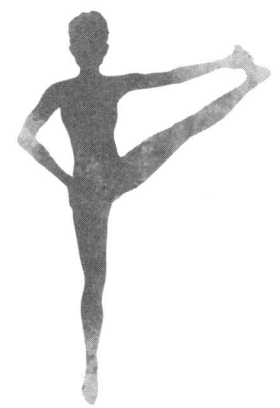

Die Frau gehört an den Herd und in die Küche. Ihre Aufgabe ist es, dem Mann den Rücken zu stärken und die Kinder großzuziehen. Ihr obliegt das Wohl der Familie. Sie hat sich dem Mann unterzuordnen und immer für ihn da zu sein. Dafür hat sie in der Kindererziehung das Sagen.«

Solche oder so ähnliche Worte kennt jede Frau – zumindest aus Geschichtsbüchern oder von flapsigen Sprüchen. Ob wir wollen oder nicht: Diese Worte dringen zu uns und oft auch in uns. Alles, was wir bewusst oder unbewusst aufnehmen, bleibt in uns verankert, ob wir wollen oder nicht. Manches kommt dann hier und da wieder zum Vorschein. Unser Umfeld ist nicht zu unterschätzen. Im Gegenteil: Ihm kommt eine sehr hohe Bedeutung zu. Die Menschen, mit denen wir die meiste Zeit verbringen, färben ihre Meinungen und ihr Verhalten auf uns ab. Demnach sollten wir unser Umfeld sehr genau prüfen und auswählen. In unserer heutigen Gesellschaft haben die meisten Frauen ihr Frausein stark reduziert. Glaubenssätze wie »Eine Frau muss immer doppelt so viel leisten wie ein Mann« oder »Du musst dich entscheiden: Kind oder Karriere« begegnen uns nahezu täglich. Da muss eine Frau schon sehr in sich zentriert sein, um dies zu überhören oder zumindest nicht an sich heranzulassen. »Ich brauche kein Kind, um glücklich zu sein« und »Zuerst genieße ich die Zeit mit meinem Mann und mache Karriere, reise um die Welt, dann – vielleicht – hat mein Leben Platz für ein Kind«, so dachte auch Arnika. Sie merkte gar nicht, dass dies vorgefertigte Sätze waren, die sie von der Umwelt übernommen hatte. Sie erkannte nicht, dass sie ihr Innerstes, ihr Herz, ihre Seele gar nicht befragt hatte. Sie machte ihr Ding – so dachte sie zumindest.

Es ist so schön, von außen gesagt zu bekommen, wie tough und stark man ist. Arnika weiß, sie muss Leistung bringen, um in der Männerwelt zu bestehen. Ihr Mann baut ein neues Business auf, ist viel unterwegs. Natürlich hilft sie mit. Wenn es sein Ding ist, dann ist es auch ihr Ding, klar: Sie gehört dazu. Mehr noch, sie hat den Anspruch an sich, nicht nur die perfekte Partnerin, sondern auch eine sportliche, wunderschöne Frau zu sein. Sie ist für ihren Mann da, natürlich, fängt ihn auf, gibt ihm Liebe, gibt ihm Sex, alles, was er will. Sie spürt ganz genau, wie er sie braucht. Aber sie will noch mehr.

Die Rolle erfüllen

Als moderne Frau – und nur so eine ist für ihren Mann attraktiv – gehört es dazu, auf eigenen Beinen und selbst im Arbeitsleben zu stehen, gebildet und witzig, leidenschaftlich und liebevoll zu sein. Als Frau hat man einige Rollen zu erfüllen:

Sie ist für das Nest verantwortlich. Daheim soll es schön gemütlich sein. Es soll eine Oase, eine Kraft spendende Quelle sein. Natürlich fühlt sich Frau dafür verantwortlich. Das bisschen Haushalt, den kleinen Einkauf macht Frau doch nebenbei. Am Morgen das Frühstück vorbereiten, den Tisch abräumen, sich fertig machen für den Job ... Bevor frau das Haus verlässt, noch die Waschmaschine anstellen und den Müll für den Wertstoffhof ins Auto packen. Alles normal. »So ist das halt. Es geht doch. Frauen schaffen das. Männer müssen sich am Morgen auf den Job vorbereiten.«

In der heutigen Gesellschaft braucht frau keinen Ernährer. Nein. Sie verdient ihr eigenes Geld, oft genug sogar mehr als ihr Mann. Sie ist selbstständig, fährt allein in den Urlaub, zum Familienbesuch und zum Großeinkauf. Sie hat keine Angst, im Dunkeln zu gehen. Sie ist einfach tough.

Die Frau ist für die Kindererziehung zuständig – ja, immer noch. Oder warum sind an den Elternabenden in der Schule zu 80 Prozent Frauen vertreten? Für ihre Kinder ist sie eine geduldige, liebevolle Mutter und Mentorin.

Für ihren Partner ist die moderne Frau im Schlafzimmer eine Sexgöttin und im Wohnzimmer eine Diskussionspartnerin. Aber Vorsicht: Am Ende wäre es schon schön, wenn sie zu ihm aufschauen würde.

Gehören Kinder zum Lebensglück?

In der Gesellschaft ist eine Frau vollwertig, wenn sie auch Kinder hat – oder? Wird eine kinderlose Frau nicht bemitleidet oder als karrieresüchtig in eine Schublade gesteckt?

Arnika ist hin- und hergerissen.

»Lass uns noch etwas warten. Wir sind noch jung. Ich fühle mich noch nicht reif genug dazu«, sagte ihr Partner am Anfang. Später: »Ich brauche kein Kind, um glücklich zu sein.«

In Arnika wächst mehr und mehr der Wunsch nach einem Kind. Zunächst will sie es nicht wahrhaben. Irgendwann kann sie es jedoch nicht mehr überhören. Nur: Ihre Periode ist ausgeblieben. Zunächst war sie sehr unregelmäßig, nun kommt sie gar nicht. Wechseljahre? Auf keinen Fall! Nicht mit 35!

»Wenn der Körper viel Stress hat, dann kann er schon mal so reagieren«, sind die Worte ihres Gynäkologen. »Entspannen Sie sich etwas, machen Sie Urlaub.« Sie hat schon früher von Frauen gehört, die keinen Eisprung haben, weil sie sich unregelmäßig ernährten – und von einer, die sogar an Bulimie erkrankt war.

Hatte Arnika zu viel Stress?

»Das kann natürlich sein«, bemerkt ihr Gynäkologe. »Noch mal: Machen Sie Urlaub, oder Yoga«, schob er nach.

Yoga? Was sollte nun Yoga mit Schwangerschaft zu tun haben?

Eine Freundin gibt ihr einen Prospekt: »Hormonyoga« steht drauf.

Yoga als Hormonbooster

In der ersten Yogastunde kann Arnika es nicht erwarten, bis sie endlich zu Ende ist. Was haben alle nur mit Yoga, fragt sie sich. Ich finde es einfach nur langweilig, und obendrein bin ich gar nicht so beweglich, alles tut mir weh. Nun gehört Arnika nicht zu den Menschen, die etwas anfangen und dann vorzeitig abbrechen. Sie hat gleich zu Beginn eine

Zehnerkarte gekauft, weil ihr klar war, dass sie ganz sicher nicht nach einem Mal Yoga schwanger wird. Also geht sie wieder hin. In der zweiten Stunde leitet eine andere Lehrerin an, eine Frau, die Arnika sofort fasziniert. Ihre Aura, ihre sanfte Art und die Wärme, die sie ausstrahlt, bewirken, dass Arnika sich nach zehn Minuten völlig entspannt.

Yoga ist wie eine warme Decke, eine Hand, die über dir ist und dich behütet. Du musst es nur zulassen.

Von dieser Stunde an geht Arnika jede Woche zum Yoga, manchmal auch zweimal. Sie freut sich auf die Stunden. Von Mal zu Mal kann sie mehr entspannen. Sie merkt, wie sie den Alltagsstress besser wegsteckt, als würde dieser an ihr abprallen. Selbst ihre Arbeitskollegen spüren, dass sie viel mehr lacht und ausgeglichener ist. »Deine Augen strahlen ja so!« Solche Komplimente erhält sie von da an viel häufiger von ihrem Mann. Ja, das Thema Kinderwunsch ist nun vom Tisch. Es geht ihr um mehr, es geht ihr nun um ein erfülltes Leben, und um dies zu erhalten, muss sie zunächst im Reinen mit sich selbst sein. Dabei hilft ihr Yoga.

Am Anfang konnte sie keine fünf Minuten still sitzen. Heute meditiert sie dreißig Minuten und länger. Wenn sie im Urlaub oder auf Dienstreisen geht, fehlt ihr ihre Yogastunde. Nach und nach wird ihre Körperform weicher und weiblicher. Sie hat nun Geduld mit ihrem Körper. Sie weiß, er braucht Zeit. Wenn mal eine Übung nicht so klappt, ist es nicht so dramatisch. An einem anderen Tag geht es wieder besser. Sie ist nun mal keine Maschine, sondern ein Mensch, mehr noch: ein Mensch, der Zyklen unterworfen ist. Alles im Leben verläuft in Zyklen, ganz besonders der weibliche Organismus.

Längst hat Arnika kleine Meditationssessions in ihren Alltag eingebaut. Sie nennt diese »die Adlermeditation« – eine Zehn-Sekunden-Meditation.

Wenn wir während des Tages immer wieder in Kontakt treten mit uns, sind wir gelassener und stärker. Wir schaffen viel mehr.

Am besten ist es, am Tag zehnmal zehn Sekunden innezuhalten und zu »meditieren«. Das kann überall sein: an der Kasse, beim Warten auf die Bahn, auf der Toilette.

Und ja, Arnika ist schwanger, nach einem Jahr Yoga. Diese Zeit hat sie gebraucht, um zur Ruhe zu kommen. Tatsächlich hat sie diese Zeit genutzt, um sich selbst zu finden. Wie viel reicher hat Yoga sie gemacht!

Heute ist sie froh, dass sie ihr Kind – es ist ein Mädchen – nicht früher bekommen hat. Vor Yoga war sie noch gar nicht bereit, mit Geduld und Vertrauen der Welt zu begegnen. Was für eine Mutter hätte sie da abgegeben?!

Arnikas Lieblingsasana

DIE SCHULTERBRÜCKE

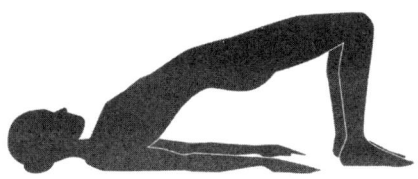

Die Schulterbrücke entlastet das Becken und verleiht dem gesamten Körper Spannkraft und Energie. Sie aktiviert die hormonerzeugenden Organe und verleiht Vitalität.

DURCHFÜHRUNG

- Lege dich auf einer festen Unterlage auf den Rücken. Die Beine werden leicht angewinkelt, und die Füße stehen hüftbreit voneinander entfernt. Die Hände liegen entspannt neben der Hüfte, und die Handflächen zeigen nach unten. Die Schultern liegen auf dem Boden auf, und der Blick ist nach oben gerichtet.
- Atme ganz bewusst in den Brustkorb ein, und bleibe einige Atemzüge in dieser Haltung liegen.
- Dann stelle deine Füße fest auf den Boden, sodass die Knöchel gestreckt sind. Die Zehenspitzen zeigen nach vorn.

- ❀ Als Nächstes hebst du dein Becken langsam an, indem sich die Brust zum Kopf bewegt. Die Oberschenkel bilden eine Linie mit dem Oberkörper. Dabei spannst du deine Oberschenkel, die Knie, die Waden und die Gesäßmuskeln an. Die Bauchmuskeln hingegen bleiben locker.
- ❀ Bleibe für etwa zehn bis fünfzehn Sekunden in dieser Position, gern auch länger.
- ❀ Zum Beenden lasse die Hüfte langsam und kontrolliert zu Boden sinken.
- ❀ Mache eine kleine Atempause, und wiederhole anschließend die Übung so häufig, wie es sich für dich gut anfühlt.

Wie wirkt Hormonyoga eigentlich?

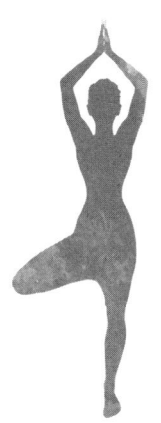

Beim Hormonyoga geht es darum, die hormonelle Balance zu erreichen. Durch unseren häufig stressigen Alltag verschiebt sich diese gern. Es gibt beim Yoga sehr gute Übungsreihen, die auf den weiblichen Zyklus abgestimmt sind und daher als »Hormonyoga« bezeichnet werden können.

Die Psychologin und Philosophin Dinah Rodrigues entwickelte eine dreißigminütige Reihe von Asanas, die direkt auf die hormonerzeugenden Organe wie Eierstöcke, Schilddrüse, Hypophyse und Nebennieren wirken. Es ist eine Mischung aus verschiedenen Techniken des Hatha-Yoga, des Kundalini-Yoga sowie aus tibetischen Energielenkungsübungen. Mit speziellen Atemübungen wird die Verbindung zwischen dem physischen Körper und dem Energiekörper hergestellt. Es handelt sich um eine Aktivierungsatmung, die in Verbindung mit den Asanas die Energie in die entsprechenden hormonbildenden Drüsen lenkt. Dadurch wird das Drüsensystem gezielt angeregt. Weiterhin spielen gezielte Entspannungsübungen eine wichtige Rolle. Denn gerade das weibliche Drüsensystem reagiert sehr anfällig auf Stress und Hektik. Dinah Rodrigues machte eigene Studien, die belegen, dass doch sehr viele Frauen aufgrund ihres stressbeladenen Alltags, emotionaler Probleme aber auch verstärkter körperlicher Aktivitäten bereits mit 28, 36, 46 Jahren in die verfrühte Menopause kommen und nicht (mehr) schwanger werden können. So bleibt ihr Kinderwunsch unerfüllt.

Nachdem diese Frauen anfingen, regelmäßig die von ihr ausgearbeiteten Asanas und Entspannungstechniken zu praktizieren, erhöhte sich der Östrogenspiegel bereits nach kurzer Zeit. Abhängig von der Intensität und der Frequenz der Yogapraxis wurden diese Frauen nach drei bis sieben Monaten schwanger!

Wirkungsebenen auf einen Blick

Wie bei jeder anderen Yogapraxis auch wirkt Hormonyoga auf vielen Ebenen.

- Psychisch: Bekämpfung von Stress, Depressionen und Schlaflosigkeit
- Energetisch: Steigerung des Wohlbefindens durch Aktivierung der Energien in den Chakras, Verbesserung des Energieflusses (Prana) und Erhöhung der Vitalität, Aktivierung der hormonbildenden Organe
- Physisch: Kräftigung von Muskulatur und Knochen, Verbesserung der Körperhaltung, Verbesserung der Flexibilität

Durch die Yogapraxis werden der physische, der psychische und der energetische Körper besser miteinander verbunden und bilden eine Einheit. Da in unserer westlichen Medizin dies in der Regel nicht der Fall ist, bleiben viele Hormontherapien ohne Erfolg. Der Prana-Körper ist größer als der physische Körper, den wir sehen und anfassen können. Jedoch wird dieser häufig außer Acht gelassen. Manchmal hören wir Sätze wie: »Mir fehlt die Energie« oder »Dazu fehlt mir die Kraft«. Wenn wir von einer starken Müdigkeit oder Traurigkeit erfüllt sind, fehlt uns Prana.

Frauen, bei denen Traurigkeit zur Normalität gehört, wissen oft nicht, warum sie diese Traurigkeit haben. Es sind häufig Dinge, die sie aus ihrer Familie mitbekommen haben. »Päckchen«, die sie für einen Familienangehörigen tragen. Schuld, die sie sich aufgeladen haben. Oft sind es Missverständnisse, die ungeklärt sind. Diese Frauen sind sich nicht bewusst, dass sie ihre Prana-Energie aktivieren können. Es ist ihnen nicht klar, dass sie ihre »Päckchen« ablegen können. In dem Moment, in dem uns die Prana-Energie ganz verlässt, tritt der Tod ein.

Prana ist unsere Lebensenergie. Solange wir leben, haben wir Prana, und so lange wir Prana haben, können wir diese auch steigern.

Die Quellen für Prana-Energie habe ich in diesem Buch bereits beschrieben. Hier eine Zusammenfassung: Luft, Nahrung, Wasser und Sonne geben uns Prana. Es sind aber auch bestimmte Orte in der Natur, wie Wälder, Wasserfälle und Seen, in denen besonders viel Prana gespeichert ist. An diesen Orten können wir daher besonders gut »auftanken«. Im Yoga werden die Kanäle, in denen unser Prana fließt, »Nadis« genannt. Diese Nadis durchdringen unseren gesamten Körper ebenso wie unsere weiteren Netzsysteme, die Arterien, Venen, Nerven und das Lymphsystem. Nur können die Nadis in der Anatomie nicht dargestellt, nicht präpariert werden. Sie sind jedoch mit dem Nervensystem eng gekoppelt. Durch starke Muskelverspannungen kann der Energiefluss in den Nadis be- oder sogar verhindert werden. Dies geschieht bei Stress, Verletzungen und ebenso bei negativen Emotionen. Dadurch wird unsere Gesundheit und bei Frauen natürlich auch die Fruchtbarkeit negativ beeinträchtigt.

Hormonyoga zeichnet sich dadurch aus, dass durch besondere Techniken die Prana-Energie in die Eierstöcke, die Schilddrüse, die Hypophyse und die Nebennieren gesendet wird, um diese zu aktivieren.

Chakras und Mudras

Ebenso können die »Chakras« in der Anatomie nicht seziert oder beobachtet werden. Es handelt sich um Zentren, die die Prana-Energie aufnehmen und umwandeln. Diese Zentren können nur durch intensive Meditationspraxis wahrgenommen werden. Durch diese Energiezentren wird die Verbindung zwischen dem physischen und dem energetischen Körper hergestellt. Durch unsere Yogapraxis werden die Chakras mit Energie gefüllt. Ihre Funktion ist es dann, diese Energie auf die verschiedenen Bereiche des Körpers zu verteilen und so unsere Körpergesundheit zu sichern. Wir können besonders viel Energie in einen bestimmten Bereich senden, wenn wir dieses Chakra aktivieren. Denn zu jedem Chakra gehören eine bestimmte Drüse und ein bestimmtes Nervengeflecht. Bevor die Chakras die Prana-Energie verteilen, müssen sie diese jedoch in ihrer Frequenz verändern, damit wir sie verwerten können. Im Hormonyoga werden die Chakras je nach individuellem Befinden und der Zielsetzung bearbeitet. Denn: Mit Hormonyoga lassen sich natürlich auch Zyklusschwankungen und Wechseljahresbeschwerden regulieren.

Ein weiteres Charakteristikum im Hormonyoga ist die indirekte »Massage« bestimmter Organe, um ihre Aktivität anzuregen. Dies geschieht durch die verschiedenen Asanas. Da in der Regel der Energiefluss ebenfalls gestört ist, reicht es jedoch nicht aus, nur diese »Massagepraxis« der Organe durchzuführen. Es müssen auch die Chakras angeregt werden, die die Hypophyse und Schilddrüse aktivieren bzw. harmonisieren.

Mudras sind verschiedene Fingerhaltungen, die unsere Prana-Energie sammeln und an bestimmte Stellen des Körpers konzentrieren. Das Audra ist eine symbolische Geste der Vereinigung der Gegensätze, wie Körper und Geist. Mudras können im Yoga, in der Meditation, aber auch im Alltag verwendet werden. Mithilfe von Mudras kann eine Sekundenmeditation zwischendurch durchgeführt werden und uns aus dem Tagesstress herausreißen. Pranayama bewegt die Energie, und Konzentration zeigt die Stelle an, wo die Energie hinfließen soll.

AKTIVIERUNG DER EIERSTÖCKE

Wir lassen die Energie zuerst fließen und erst dann lenken wir sie zu dem Organ, welches wir bearbeiten wollen.

DURCHFÜHRUNG

- Atme ein, und halte die Luft an.
- Lege die Zungenspitze an den weichen Gaumen.
- Konzentriere dich auf die Nasenspitze – hier wird die Energie zuerst gesammelt.
- Nun folgt die Kontraktion des Anus, um die Energie, die zur Nase fließen soll, zu aktivieren.
- Lenke anschließend die Konzentration zu der Stelle, die aktiviert werden soll (hier zu den Eierstöcken).
- Nun atme ganz langsam aus, und spüren, wie die Energie zu der bestimmten Stelle gelangt.

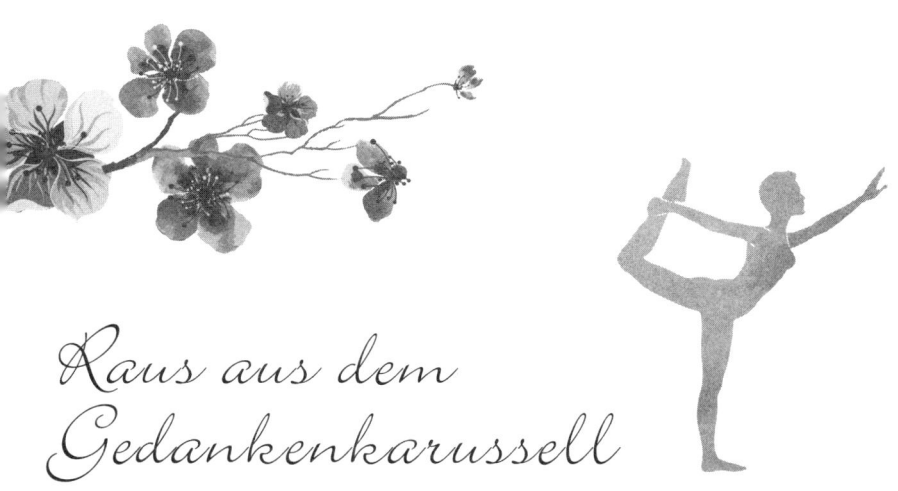

Raus aus dem Gedankenkarussell

Cordula findet durch Meditation zu sich

Eine Frau sitzt im Schneidersitz und auf ihrem Schoß ein kleines Mädchen. Lange und still sitzen die beiden beisammen. Irgendwann steht das Mädchen auf und zieht die Frau vorsichtig an den Haaren. »Omi, Omi, ich muss mal«, sagt die Kleine und hüpft auf und ab. Die Frau lächelt beseelt und streichelt ihr sanft über die Wange.

Dieses Bild voller Vertrautheit, Liebe und Ruhe hat Cordula in sich abgespeichert. Sie hat es inhaliert und kann es jederzeit abrufen. Immer dann, wenn es ihr nicht gut geht, sie sich ängstigt und sich gestresst fühlt, ruft sie dieses Bild ab. Augenblicklich wird ihr warm ums Herz, und sie fühlt sich gelassen und stark.

Cordulas Oma hat Yoga gelebt. Meditation und der achtsame Umgang mit Menschen und Tieren gehörten zu ihrer Familie wie Essen und Trinken. In späten Jahren noch hat ihre Oma eine Yogaschule eröffnet. Damals dauerte eine Ausbildung zur staatlich geprüften Yogalehrerin viele Jahre. Cordulas Oma nahm alle Hürden auf sich, entfernte jeden Stein, der ihr im Weg lag, und eröffnete als über Fünfzigjährige ihr eigenes Yogastudio. Das war damals in den Siebzigern. Sie war etwas ganz Besonderes in ihrem kleinen Ort. Sie war die Frau, die andere mit ihrer Ruhe anstecken und mit ihrer Liebe infizieren konnte.

Vieles davon hat sie an ihre Enkelin Cordula weitergegeben. Auch für Cordula gehört Yoga zum Leben. Sie denkt gar nicht darüber nach. Sie kann es sich gar nicht vorstellen, nicht zu meditieren. Meditation ist wie ein innerer Dialog, ein Date mit sich selbst. Diese unverrückbare Selbstliebe und innere Kraft ist das Erbe, welches ihr ihre Oma mitgegeben hat. Ganz tief in ihr ist abgespeichert: »Liebe dich selbst. Gehe mit dir selbst so um, wie du es von anderen wünschst.« Aber nicht nur das Meditieren und die Selbstliebe, auch die Liebe zu Tieren und nicht zuletzt den unerschütterlichen Glauben an das Gute im Menschen hat Cordula von ihrer Oma erhalten.

Die Oma galt im Ort als etwas sonderbar, wie eine Hexe oder Heilerin. Auch Cordula hat diese Fähigkeiten. Es sind Fähigkeiten, die besonders sensible Personen besitzen. Sie fühlen und sehen mehr. Manche leiden unter dieser Hypersensibilität. Als Hypersensibler bekommt man viel mehr Reize mit als andere. Aus diesem Grund leiden die Hypersensiblen oft unter Migräne, Schwindel und Ohrensausen. Ständig müssen sie Unmengen an Informationen verarbeiten. Als wäre es nicht schon genug, als »normaler« Mensch durch unsere Welt zu gehen. Cordula hat manchmal das Gefühl, sie kann die Gedanken der anderen hören. Ihre Kundinnen erzählen ihr viele, viele Geschichten, Dinge aus ihrem Leben, oft genug sind es Beziehungsprobleme oder Stress mit dem Arbeitgeber, die im Salon gewälzt werden. Manchmal weiß Cordula gar nicht mehr, ob sie etwas gehört oder nur selbst gedacht oder sogar vorhergesehen hat. Ihre Kunden kommen aus allen Schichten und mit allerlei Problemen.

Sie ist Friseurin, Freundin, Heilpraktikerin, Psychologin und Schamanin in einer Person. Ein nicht enden wollender Strom an Informationen erreicht sie jede Minute. Ihr Kopf gleicht einem Computer, der permanent sortiert und auswertet. Cordula hat jedoch ein Tool, welches ihr hilft, nicht verrückt zu werden und immer genug Speicher zu haben. Ein Tool, welches ihr hilft, bei sich zu bleiben und immer wieder zurückzukehren zu sich selbst. Es ist wie ein Akkuladegerät. Es ist die Meditation. Meditation ist wie »die Sonnen anzapfen« für Cordula. Diese Energie wird nie weniger, und sie ist immer da und immer abrufbar. Cordula meditiert während der Arbeit. Ja. Sie nimmt sich eine Auszeit, während bei einer Kundin die Kurpackung einwirkt oder sie einer Kundin den Kopf massiert. Dann ist sie ganz bei sich. Die Kundin bekommt es gar nicht mit, dass Cordula für einen Augenblick nichts erzählt. Während es für den Kunden nur ein Augenblick ist, vielleicht ein, zwei oder auch drei Minuten, ist es für Cordula eine kleine Ewigkeit, eine Flucht aus dem Alltag, ein Jungbrunnen, den sie aufsucht.

Wie macht sie das? Sie schaut aus dem Fenster. Nein, sie schaut nicht aus dem Fenster, sie schaut hindurch und in sich hinein. Sie atmet ganz tief und ruhig ein und aus. Es ist eine Minimeditation. Solche kurzen Augenblicke begleiten sie durch den Tag. In dieser Zeit hört und sieht sie nichts anderes. Diese Minimeditation führt sie fünf- bis zehnmal am Tag durch. Sie ist im positiven Sinn süchtig nach diesen Augenblicken.

»So halte ich das Gedankenkarussell in meinem Kopf für einen Augenblick an und tanke neue Energie«, erklärt sie.

Cordula arbeitet im eigenen Friseur- und Kosmetiksalon und kann sich vor Kunden kaum retten. Unglaublich, dass sie voller Elan und Energie oft von acht Uhr morgens bis zweiundzwanzig Uhr abends arbeitet und gut gelaunt am Abend nach Hause kommt. Ihre Tätigkeit kommt ihr auch gar nicht wie Arbeit vor. Es ist vielmehr ein Spiel, eine Reise, auf der sie vieles lernt und Dinge erfährt. Jeder Tag hält spannende Neuigkeiten und manchmal Herausforderungen bereit. Mit einer unerschütterlichen Ruhe und einem Urvertrauen geht sie durch den Alltag. Auf andere übt sie, ohne dass es ihr bewusst ist, eine große Anziehung aus. Die Menschen strömen nicht ohne Grund in ihren Laden.

In ihrem Salon passiert etwas Sonderbares: Jeder Kunde fühlt sich genau so angenommen, wie er ist. Es sind Unternehmer, Hausfrauen, Manager, Schüler und Ärzte, die nebeneinander bedient werden. Rege werden Informationen weitergegeben und Netzwerke geknüpft. Der eine sucht eine Wohnung, der andere eine neue Arbeit und noch ein anderer einen Anwalt, weil er sich scheiden lassen möchte. Informationen zu Krankheiten und deren Therapien, die besten Ärzte und Therapeuten werden ebenso ausgetauscht wie die angesagtesten Trends. Auf eine wunderbare Art und Weise schafft es Cordula, jeden so zu bedienen, wie er bedient werden möchte.

Jedem das Seine

»Behandele jeden so, wie er es möchte und nicht so, wie du es gern hättest.« Auch dies ist ein Lehrsatz, den sie bei ihrer Oma vorgelebt bekommen hat. Jeder Mensch ist anders und sollte auch so behandelt werden. Wenn wir jeden gleich behandeln oder nach den Maßstäben gehen, nach denen wir selbst behandelt werden wollen, mag das für einige wenige richtig sein. Für die meisten ist es jedoch einfach falsch. Jede Mutter, die mehrere Kinder hat, weiß, dass jedes Kind anders ist. Das eine Kind braucht mehr Zuspruch und Zuwendung und das andere mehr Freiraum und ein motivierendes Wort. Trainer einer Mannschaft wissen ebenso: Während ein Spieler jeden Tag einen Tritt in den Allerwertesten braucht, um in Schwung zu kommen, braucht ein anderer einen aufmunternden Spruch, eine nette Aufmerksamkeit, und noch ein anderer will einfach nur in Ruhe gelassen werden und seine Leistung abliefern.

Cordula beobachtet genau und hört gut hin und findet heraus, was der einzelne Kunde benötigt. Bei der sogenannten Maly-Meditation wird Energie durch Handauflegen übertragen. Ohne dass sie diese Technik gelernt hat und es ihr bewusst ist, wendet sie die Maly-Meditation in abgewandelter Weise an. Der gestresste Manager erhält eine liebevolle Kopfmassage und fühlt sich ruhiger und wohler. Die unglückliche Hausfrau bekommt Zuwendung durch Zuhören. Der Unternehmer erhält Kontakte aus dem Netzwerk und neue Energie für sein Business, und der Student, welcher an seiner Doktorarbeit arbeitet, wird mit seinem Laptop einfach in Ruhe gelassen und liebevoll mit Getränken umsorgt. Der Arzt, welcher Zuspruch benötigt, jedoch auf keinen Fall von seinen Patienten auch noch beim Friseur belagert werden möchte, erhält einen späten Termin, an dem er der letzte Kunde ist – und auch noch ein Gläschen Wein zum Feierabend. Auf diese Weise gibt Cordula jedem das, was er braucht. In dem Augenblick, in dem sie sich mit einer Person beschäftigt, gibt es keinen anderen. Das ist gelebter Fokus.

Sei im Hier und Jetzt, und du wirst niemals Kummer haben.

Noch so ein Lebenssatz, den sie von ihrer Oma vorgelebt bekommen hat. Ihre Oma musste ihn ihr nicht beibringen. Sie hat ihn einfach nur vorgelebt. Auf diese Weise hat Cordula ihr Leben bislang gemeistert. Sie baute das Geschäft auf, zog ihre Tochter allein groß, erfüllte sich den Traum von eigenen Pferden. Sie lebt mit ihrem Lebensgefährten und mehreren Hunden in einem Traumhaus. Selbstverständlich war nicht alles leicht, ist es heute auch nicht immer. Jedoch: Sie lebt im Heute und empfindet keinen Kummer. Genauso wie ihre Tiere, die Hunde und die Pferde, lebt sie zeitlos und glücklich jeden neuen Tag. Das Leben ist eine Reise. Eine Reise, die sie gern antritt und auf der sie so viel lernt. Wenn Cordula das Bedürfnis hat, Asanas zu machen, dann geht sie zu einer Freundin und praktiziert Air-Yoga. Sie empfindet diese Art des Yoga als besonders leicht. In Tücher gewickelt und hoch schwingend ist sie schwerelos. Da sie den ganzen Tag steht, tut ihr diese Art des Yoga besonders gut, weil sie die gesamte Wirbelsäule entlastet.

Cordulas Lieblingsasana

HÄNGENDER SCHULTERSTAND

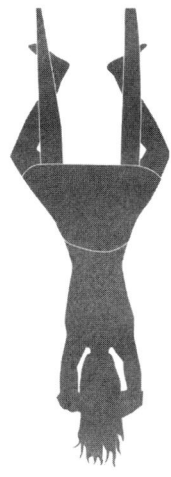

Im Trapeztuch ausgeführt verleiht diese Übung ganz besonders Glücksgefühle und weckt Kindheitserinnerungen und somit Energien. Was ist Air-Yoga?

»Air-Yoga ist wie Fliegen«, schwärmt Cordula. »Du bist schwerelos und leicht. Zu dem schönen und entspannenden Gefühl des Yoga kommt noch eine große Portion Spaß hinzu.«

Das Air-Yoga ist eine verhältnismäßig junge Version des Yoga. Sie wird auch als »Anti-Gravity-Yoga« bezeichnet. Die Asanas werden an Trapeztüchern und Schlaufen, die an der Decke befestigt sind, hängend praktiziert. Dies gibt Stabilität bei Gleichgewichtsübungen und erlaubt auch Schräglagen, die ohne Halt nicht möglich wären.

Das Tuch stützt, jedoch muss man die Position ständig ausbalancieren. Auf diese Weise werden kleine Muskeln in der Tiefe erreicht, die sonst gern vernachlässigt werden. Es sind ganz besonders die tiefen Rücken- und Bauchmuskeln. Beim Schweben in der Luft fühlt man sich angenehm schwerelos. Bei vielen Figuren werden Kindheitserinnerungen wach. Das Tuch gibt bei einigen Asanas Geborgenheit und umhüllt wie ein Kokon den Yogi. Aufgrund der Unterstützung durch die Tücher, die einem Halt verleihen, können die einzelnen Figuren länger gehalten werden.

Für die Wirbelsäule ist Air-Yoga besonders angenehm, da sie entlastet wird. Die Bandscheiben werden dekomprimiert. Bei hohem Blutdruck jedoch könnte sie kontraproduktiv sein, da die Blutversorgung im Gehirn gesteigert wird. Die Umkehrstellungen helfen, den Stoffwechsel und den Hormonhaushalt anzuregen sowie die Venenklappen zu entlasten.

Der Schwerpunkt liegt bei dieser Yoga-Art auf der Öffnung der Hüften, Rückbeugen und Umkehrhaltungen und schont dabei Rücken und Gelenke. Mental geht es um Loslassen.

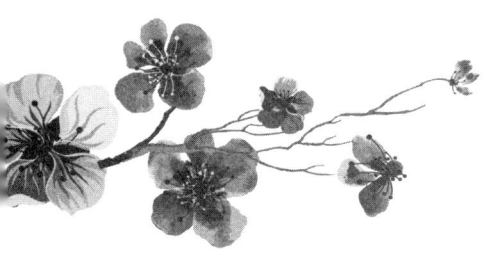

Eine große Vision
Carina lebt ihr Erbe

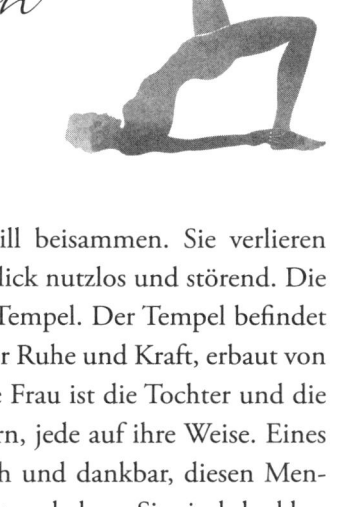

Zwei Frauen sitzen vereint und still beisammen. Sie verlieren kein Wort. Worte sind im Augenblick nutzlos und störend. Die Frauen meditieren. Sie sitzen in einem Tempel. Der Tempel befindet sich in ihrem Garten. Es ist eine Oase der Ruhe und Kraft, erbaut von einem ganz besonderen Mann. Die eine Frau ist die Tochter und die andere die Ehefrau. Beide Frauen trauern, jede auf ihre Weise. Eines haben sie gemeinsam: Sie sind glücklich und dankbar, diesen Menschen gekannt zu haben, mit ihm gelebt zu haben. Sie sind dankbar für seinen Mut, seine Kraft, seinen Geist und seine Visionen. All die Liebe, die er hatte, hat er bei ihnen gelassen. Das fühlt sich gut an. Sie sind mit ihm verbunden – auch wenn sein Körper nicht mehr bei ihnen ist.

Carinas Vater war sehr viel unterwegs, nicht immer daheim. Wenn er jedoch da war, erzählte er unfassbar schöne Gutenachtgeschichten. Er packte in seine Geschichten buddhistische Weisheiten hinein. Er war sehr belesen. Jedes spirituelle, religiöse und mystische Buch musste durch seine Hände gleiten. Auf diese Weise bekam Carina schon sehr früh und unbewusst eine spirituelle Fütterung. Heute ist seine Bibliothek das größte Erbe, das Carina mitbekommen hat. Ihre Seele wurde gefüttert. So viele Menschen füttern nur ihren Magen, während Geist und Emotionen verkümmern.

»Mein Mädchen, denke daran, es ist alles ohne Bedeutung: Geld, Ruhm, Bekanntheit. Was wirklich zählt, sind die Liebe und das Bewusstsein für uns. Das Wichtigste ist, dass wir uns haben und lieben.«

Carina hat diesen Satz in ihrer Seele tief verankert. Stets hing sie an seinen Lippen. Er war es auch, der ihr das Meditieren beigebracht hatte. Wobei: Beizubringen gab es da eigentlich nichts. Schon als kleines Mädchen hat sie sich neben ihn gesetzt, wenn er meditiert hatte. Zum einen wollte sie natürlich bei ihm sein und seine Wärme spüren, zum anderen ging in diesen Phasen eine ganz besondere Energie und Ruhe von ihm aus. Diese zogen sie magisch an. Früh erklärte er ihr die Regeln der Atemmeditation. Es beruhigte sie, auf ihren Atem zu horchen.

»Achte auf deinen Körper. Höre hin, was er dir sagt«, erklärte er. Immer mehr und immer tiefer konnte sie in sich hineinhorchen. Manchmal jedoch saß sie einfach nur neben ihm und hielt Kontakt, spürte die Wärme und beruhigte ihre Gedanken. Als kleines Mädchen erschloss sich ihr die Welt der Meditation noch nicht. Sie hat auch nie hinterfragt, ob das »normal« wäre und ob alle Väter meditierten. Für Carina war es das Normalste der Welt, dass der Vater zweimal am Tag auf seinem Meditationskissen saß. Manchmal, wenn er nicht dazu kam, wurde er unausstehlich, und die Frauen verordneten ihm förmlich die Meditation als Medizin.

So wurde die Meditation auch zu Carinas Routine. Heute kann sie sich nicht vorstellen, auf dieses Tool zu verzichten. Manchmal ist das Tagesgeschäft in einem Hotel einfach viel. Kunden möchten nicht warten, wollen bevorzugt behandelt werden. Mitarbeiter haben Probleme. Handwerker haben Rückfragen. Natürlich passiert immer alles auf einmal. In solchen Augenblicken ist Carina in der Lage, ganz ruhig zu bleiben.

Durch die jahrelange Meditationspraxis kann sie ganz kurz abtauchen in ihr Inneres und neue Kräfte empfangen. Es ist ganz so, als wenn wir zum Kühlschrank gehen und uns bedienen. Wir holen etwas zum Essen heraus und erhalten neue Energie für den Körper. Wir können uns auch an unserer Seelenenergie bedienen. Gut ist, wenn wir wissen, wie wir diese Prana-Energie wieder auffüllen können. Um den Kühlschrank zu befüllen, fahren wir in den Supermarkt. Um unsere Prana-Energie aufzufüllen, sollten wir mit uns vereint sein, Dinge tun, die uns Erfüllung bringen. Liebe und Dankbarkeit befüllen unsere Seelen-Prana-Energie (mehr dazu auf Seite XXXXX).

Vor siebeneinhalb Jahren ist Carina in das Parkschlösschen eingestiegen. Vor einem Jahr hat sie die Geschäftsführung übernommen. Die väterliche Vision weiter in die Welt hinauszutragen sieht sie nun als ihre eigentliche Aufgabe an. Die Vision des Vaters war es, den Menschen die Vorzüge von Meditation und Ayurveda nahezubringen. In der Hochphase seiner Arbeit, während er ständig unterwegs war, kaum schlief, Nikotin und Koffein ihn durch seinen Tag trugen, hielt er an und machte eine Pancha-Karma-Kur. Er war getrieben von Druck und Tun. Es zählten nur Leistung und Ergebnisse. Doch diese Zeit im Schwarzwald transformierte ihn. Es war wie ein Wunder.

Wandlung zum anderen Sein

Nach der Kur war er ein anderer Mensch. Als er nach Hause kam, brachte er etwas mit, eine Idee. Er hatte etwas Wunderbares erlebt und wollte diese Erfahrung möglichst vielen Menschen angedeihen lassen. Von da an war er von der Idee besessen, dass alle Menschen eine solche Kur mindestens einmal im Jahr bräuchten. Wie ein Computer zwischendurch ausgeschaltet werden sollte, sollten auch wir Menschen zwischendurch anhalten und unseren Körper und Geist entgiften.

Daheim angekommen begeisterte er Frau und Tochter. Das war nicht schwer, spürten doch beide seine Energie und Liebe. Gemeinsam mit seiner Frau arbeitete er unermüdlich daran, diese Idee, die zur Vision wurde, umzusetzen. Einige Monate später war auch schon das passende Gebäude in Traben Trarbach gefunden.

Nun ist es an Carina, diese Botschaft weiterzutragen. Carina muss sich nicht quälen. Sie muss sich nicht verbiegen. Sie inhaliert alles, was mit Ayurveda, Meditation und Yoga zusammenhängt. Schon mit sechzehn Jahren hat sie Yogastunden besucht. Zu der Zeit waren es jedoch eher gymnastische und entspannende Erfahrungen. Erst als sie in das Hotel einstieg, befasste sie sich intensiver mit Yoga. Es wurde ein ganz anderes Feuer entzündet. Sie machte die erforderlichen Lehrgänge, um Yoga lehren zu dürfen.

Yogastunden zu leiten ist noch magischer, als welche zu bekommen. Du musst noch viel mehr im Hier und Jetzt sein, kannst dich nicht verstecken, und du spürst die Energie deiner Schüler. Du kommst in einen ganz besonderen Flow.

Carina liebt es, die Kraft des Yoga an andere weiterzugeben. Die Yogastunden haben ihr viele neue Türen geöffnet. Es sind Türen in ihr Innerstes. Sie geben ihr immer einen ganz besonderen Energieschub. »Es ist eine unfassbare Kraftquelle, mitansehen zu dürfen, wie andere Menschen erblühen.«

Durch die Reinigung des Körpers bei einer Pancha-Karma-Kur und die Reinigung des Geistes beim Yoga und der Meditation, erhalten die Menschen unsagbar viel Energie. Sie kommen erschöpft und ausgelaugt im Hotel an und fahren voller Energie mit gelösten Gesichtszügen wieder ab. Das Ayurveda-Parkschlösschen ist ein Ort der Ruhe. Ruhe hat eine immense Kraft. Wenn wir sie jedoch nicht kennen, mag sie uns zu Beginn ersticken und auch unerträglich sein.

Ayurveda leben

In unserem Alltag ist es überall laut. Ständig läuft irgendwo Musik, die uns beruhigen soll oder Werbebotschaften in uns einpflanzen möchte. Es ist so laut, dass wir unseren Geist und unsere Seele nicht hören können. Wenn es dann plötzlich still wird, kann der ein oder andere dies als unerträglich empfinden. Manchmal jedoch wollen wir unserer inneren Stimme gar nicht lauschen, kennen sie vielleicht gar nicht, vertrauen ihr nicht. Nicht alles, was ist, können wir messen und beweisen. Aber: Nur weil wir es nicht verstehen, heißt es nicht, dass es nicht da ist oder nicht funktioniert. In dieser Phase werden manche Hotelgäste mürrisch und wenden sich an Carina oder ihre Mitarbeiter.

Carina weiß, damit umzugehen. Sie weiß, welchen Schmerz Entrümpelung mit sich bringen kann. Es ist oft schwer genug, seinen Keller zu entrümpeln. Wie kann es denn dann leichter sein, seinen Körper und seine Seele zu entgiften? Carina weiß um die Kraft der Meditation. Sie weiß jedoch auch, dass manchmal Dinge zutage kommen, die mancher nicht sehen und schwer aushalten kann. Bis die Meditation eine Kraftquelle für uns sein kann, kann es eine Zeit lang dauern. Wenn ein Mensch es nie gelernt hat, auf seine innere Stimme zu hören, bedarf es etwas Übung, um herauszufinden, wie das ist und was es bedeutet. Es bedarf auch etwas Übung, um eine Asanapraxis so durchzuführen, dass sie im Flow geschieht und die Energie fließen kann.

Ayurveda ist jedoch nicht nur die Pancha-Karma-Kur. Ayurveda ist das Wissen vom Leben. Ein Fach, welches eigentlich in der Schule gelehrt werden sollte. Anders als in der westlichen Medizin geht es um die körperliche und geistige Gesundheit und die gegenseitige Beeinflussung, gekoppelt an die Ernährung. Von der Vision ihres Vaters getrieben, die schon längst zu ihrer eigenen Vision wurde, ist Carina mittlerweile ein richtiger Ayurveda-Freak geworden.

Sie hat ihr Leben nach dem Ayurveda ausgerichtet. Jegliches Wissen um die ayurvedische Lebensweise und die Heilkunst saugt sie wie ein Schwamm auf und transformiert es, integriert es in ihr Leben und hilft anderen Menschen auf ihrem Weg, ayurvedisch zu leben. Stets ist sie auf der Suche nach neuem Wissen über die ayurvedische Heilkunst, das ihr Leben bereichert und ihren Hotelgästen hilft. Die besten Ärzte und die besten Köche will sie um sich haben. Ihr Vater hatte seinen Tempel als seinen ganz persönlichen Rückzugsort.

Carina besitzt einen Tempel tief in sich drin. Dieser Tempel ist für andere unsichtbar. Für Carina ist er der wichtigste Rückzugsort überhaupt. Er ist immer dort, wo sie selbst auch ist.

Im Buddhismus und Hinduismus wird häufig vor Buddhafiguren meditiert. »Es geht von einem Buddha eine ganz besondere Energie aus. Du kannst sie spüren, wenn du hinfühlst«, erklärte mir Carina. Ein Buddha ist keine Dekoration wie eine Vase. Ein Buddha ist ein Energiefeld. Sie selbst hat einige Lieblingsfiguren, bei denen sie besonders gern meditiert. Sie stehen im Buddhamuseum, welches ihr Vater erbaut hat. Jede der über zweitausend Figuren wurde von ihm ausgesucht. Er liebte es, in ihre Energie einzutauchen. Als die Anzahl der Figuren zu groß wurde und ein Zusammenleben mit ihnen im Haus nicht mehr machbar war, entschloss er sich, ihnen einen gebührenden Rahmen zu verleihen. Heute ist es das europaweit größte Buddhamuseum. Carina erfüllt es mit Liebe und Dankbarkeit zu sehen, wie die einst vom Vater gesammelten Figuren nun auch anderen Menschen helfen und Freude machen. Sie helfen ihnen bei der Meditation, und sie unterstützen dabei, dankbar zu sein. Es ist das Juwel ihres Vaters. Carina hat ihr gesamtes Leben um Yoga und Ayurveda herum aufgebaut. Auf die Frage, was ihr Yoga bedeutet, antwortet sie daher ganz selbstverständlich: »Yoga ist mein Fundament für alles.« Damit meint sie nicht die Asanapraxis, sondern die Meditation.

> *Ich bin der Schöpfer meines Lebens. Ich erschaffe mir mein Leben. Alles, was passiert, passiert für mich und durch mich. Das Universum arbeitet für mich durch die Kraft der Resonanz, ganz gleich, ob ich diese kenne oder nicht, ganz gleich, ob ich diese verstehe oder nicht. Alles, was passiert, habe ich an mich und in mein Leben gezogen.*

Mit diesen und ähnlichen Gedankengängen beschäftigt sich Carina. »Wenn ich der Schöpfer meines Lebens bin und alles erschaffen habe, was in meinem Leben ist, dann wäre es doch klug, das zu erschaffen, was ich möchte, und das anzuziehen, was ich mir wünsche – und nicht Dinge, die ich nicht haben möchte.«

Unser gesamtes Leben funktioniert nur mit dem Glauben an uns selbst. Und dieser wird in der Meditation bestärkt und kann sich entfalten. Durch ihre Erziehung hatte Carina dies sehr früh verinnerlicht, später auch begriffen. Sie weiß, dass sie der Schöpfer ihres Lebens ist und dass es ihre Aufgabe ist, das Wissen vom Leben an andere weiterzugeben. Sie hat dieses Aufgabe von ihrem Vater übernommen und füllt sie auf ihre eigene Weise mit voller Liebe aus.

Um wirklich in sich zu ruhen, hat sie sich eine fantastische Morgenroutine angeeignet: Sie steht früh auf, auf jeden Fall vor sechs Uhr. Als Erstes wird die Zunge gereinigt, dann wird warmes Wasser getrunken. Im Anschluss meditiert sie und macht manchmal einige Asanas. Zum Schluss duscht sie ausgiebig und massiert ihre Gelenke mit Sesamöl. Ganz nach dem Motto:

Der Körper ist dein Tempel, gehe achtsam mit ihm um.

Carinas Lieblingsasana

DER LOTUSSITZ FÜR MEDITATION

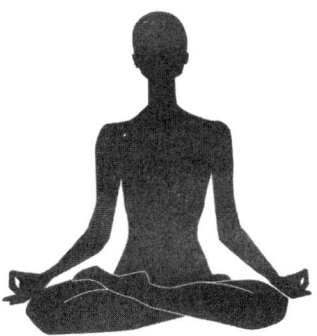

Die Übung gibt dem Geist eine Ausrichtung, und die Gedanken können zur Ruhe kommen. Mit unterschiedlichen Mudras (Handbewegungen) kann die Stellung variiert werden.

Wörtlich übersetzt heißt Mudra: »Das, was Freude bringt.« Es handelt sich um verschiedene Handgesten, die die Energie unterschiedlich bündeln und in verschiedene Bahnen lenken. Mudras sind ein wichtiger Teil der Yogapraxis. Die Handgesten werden mit Fingern und Händen geformt.

DURCHFÜHRUNG

- Beim Lotussitz handelt es sich um eine besonders stabile Sitzposition, die bei etwas Übung auch lange gehalten werden kann. Daher wird sie häufig für Meditationen angewendet. Den Rücken hältst du dabei sehr gerade.
- Ein Fuß kommt auf den einen, der andere auf den anderen Oberschenkel. Beide Füße zeigen nach oben. Auf diese Weise kann die Energie besonders gut fließen.
- Die Hände liegen auf den Oberschenkeln – vorzugsweise mit den Handflächen nach oben, da sich dadurch automatisch der Brustkorb besser öffnet.
- Die Finger können so locker zu einem Mudra vereinigt werden.

Carina Preuß
Ayurveda Parkschlösschen
Wildbadstraße 201, 56841 Traben-Trarbach
www.ayurveda-parkschloesschen.de

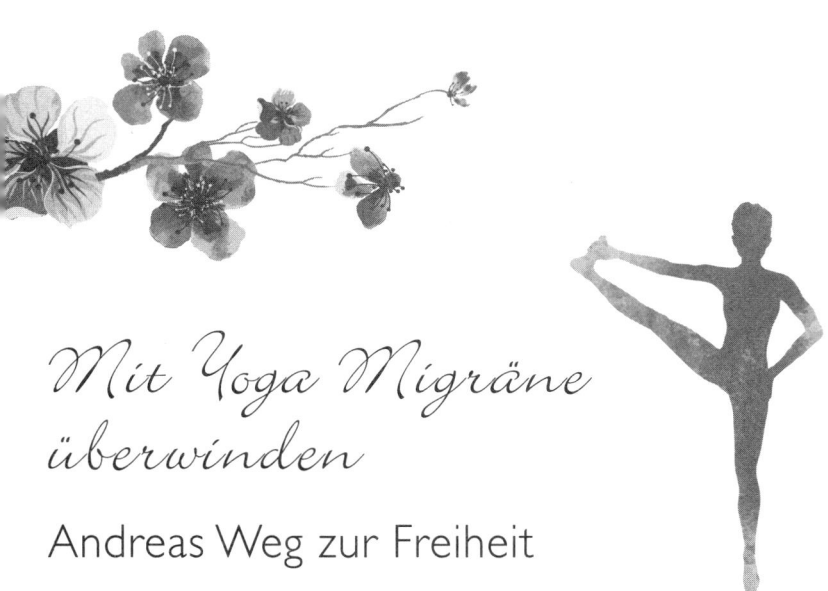

Mit Yoga Migräne überwinden

Andreas Weg zur Freiheit

Andrea freut sich und grinst über beide Ohren: Ja, sie ist verliebt! Jan hat sie fürs Wochenende in die Ferienwohnung der Eltern eingeladen. Die Wohnung ist in den Alpen, in Kitzbühel. Es geht also für ein verlängertes Wochenende zum Skifahren. Das bedeutet: Sie haben eine lange Autofahrt vor sich, eine Fahrt, während der sie sich ausgiebig unterhalten und noch besser kennenlernen können. Es ist so unfassbar schön, endlich einen Mann getroffen zu haben, der sie versteht und dem sie nicht zu kompliziert ist.

Bis zum Wochenende muss Andrea noch viel erledigen und vor allem: Sie muss mit ihrer Arbeit fertig werden. Als junge freischaffende Fotografin hat sie viel zu tun. Mittlerweile darf sie sich ihre Arbeit aussuchen und ist nicht mehr auf jeden Auftrag angewiesen, wenn sie jedoch einem Kunden etwas zugesagt hat, dann wird die Zusage gehalten. Nach dem Motto »Was sein muss, muss sein«, arbeitet sie die Nacht durch, um fertig zu werden und dem Kunden die zugesagten Fotos vor dem Wochenende zu liefern – und um mit Jan wegfahren zu können. Wie gut, dass ihr das Drehen der Videos keine große Mühe mehr bereitet. Sie ist mittlerweile eine sehr erfahrene und geschätzte YouTuberin. Es kommt immer häufiger vor, dass sie von Firmen gebucht wird, und natürlich schalten viele Firmen Werbeanzeigen auf ihrem Kanal. Mit YouTube Geld zu verdienen und davon zu leben, ist tatsächlich möglich. Ihre Mutter kann das noch immer nicht nachvollziehen. Das ist ihr aber egal. Sie hat sich damit abgefunden, dass sie von ihren Eltern keine Unterstützung zu erwarten hat. Das Thema ist durch.

Das elterliche Erbe?

Spätestens seit ihrer Therapie weiß sie, wofür sie ihren Eltern dankbar sein darf und dass sie auf ihre Weise nur das Beste für sie wollten und einfach nicht mehr zu geben hatten. Das ist nun gut. Es gab Zeiten, da hatte sie sehr darunter gelitten, dass ihre Mutter mehr dem Alkohol zugeneigt war als ihr. Ihre Mutter war einfach mit ihrem Leben vollkommen unzufrieden und abhängig von einem Mann, der sie nur ausnutzte und hinterging, sobald sich eine Gelegenheit dazu bot. Dieser Mann war ihr Vater. Er war auch der Vater von vier weiteren Kindern. Auch um die anderen Kinder hat er sich nie gekümmert. Aber was bedeutet schon »sich kümmern«? Wir haben oft sehr übertriebene Vorstellungen davon, wie Eltern zu sein haben. Nach unseren Vorstellungen müssen sie Übermenschen sein, die alles wissen, alles können, mit sich selbst im Reinen und stets voller Liebe und Verständnis für ihre Kinder sind. Natürlich haben sie immer genügend Geld, um alles für ihre Kids finanzieren zu können.

Heute sieht Andrea, wie sehr ihre Mutter sich stets bemüht hat. Sie sieht den Kummer und den Schmerz, den sie erleidet, der tief in ihr drin ist. Nie hat ihr jemand gezeigt, dass sie doch selbst für ihr Leben zuständig ist. Immer hat sie auf den Mann, den Prinzen, gewartet, der sie erlöst und ihr ein schönes Leben beschert. Andrea fragt sich manchmal, wie es sein kann, dass ihre Mutter nie ein Buch in die Hand genommen hat, welches ihr half. Sie hat nie einen Therapeuten aufgesucht oder ein Seminar zur Persönlichkeitsentwicklung besucht. Solche Dinge wären auch undenkbar für ihre Mutter gewesen.

»Das Leben ist etwas, was geschieht. Es passiert, und es tut etwas mit einem.« Das sind die Glaubenssätze ihrer Mutter. »Das Leben ist kein Wunschkonzert. Du kannst dir nicht aussuchen, wie es läuft. Dein Schicksal bestimmt, was mit dir passiert. Schau, ich habe mir immer ein schönes Leben gewünscht, einen Mann, der für mich sorgt.«

Diese Sätze ihrer Mutter hat Andrea so oft gehört, dass es Zeiten gab, in denen sie nur noch schreien wollte, wenn ihre Mutter nur ansetzte, etwas Derartiges zu sagen. Sie hasst diese passive Haltung dermaßen, dass sie es kaum aushält. Ihre Geschwister haben sich ganz unterschiedlich entwickelt. Eines haben sie jedoch gemeinsam: die passive Grundeinstellung. Alle sind in ihrem tiefsten Innern davon überzeugt, dass sie nicht viel ausrichten und erreichen können. Ja, es geht ihnen ganz gut, aber mehr als ein Reihenhäuschen und ein Sommerurlaub in Italien oder der Türkei sind nicht drin. Das ist schon das Allerhöchste! Das hat ihr Bruder erreicht. Im Moment scheint er damit auch ganz glücklich zu sein. Nun, er hat es sich angewöhnt, regelmäßig mit seinen Kumpels zum Fußball zu gehen. Das sind vermutlich seine kleinen Fluchten aus dem Alltag, die ihn am Leben halten. Ihre beiden Schwestern haben es sich mit ihren Kindern in ihren

Wohnungen gemütlich gemacht. Womit sie sich den Tag vertreiben, ist Andrea allerdings nicht so klar, denn einer Arbeit gehen sie nicht nach. Sie hat so langsam den Verdacht, dass sie es ihrer Mutter gleichtun wollen.

Mittlerweile ist sich Andrea ganz sicher, dass sie auf der Welt ist, um ihre Mutter und Frauen, die so wie ihre Mutter sind, zu retten, nicht in dem Sinne, dass sie ihnen Geld gibt, nein, sie gibt ihnen einen Sinn.

Ich bin die Sonne. Aus mir darf jeder Energie beziehen.
Ich habe mehr als genug davon und leuchte für jeden.

Das sieht Andrea als ihren Lebenssinn an. Allerdings war der Weg bis zu dieser Erkenntnis mehr als beschwerlich, und sie sieht sich noch immer auf dem Weg. Heute weiß sie »Der Weg ist das Ziel« und kann das sehr gut akzeptieren.

Kopfweh, immer nur Kopfweh

Wenn sie allerdings zurückdenkt, wird ihr ganz komisch, und zugleich ist sie erleichtert, dass diese Zeit vorbei ist und sie lernen durfte. Es gab Zeiten, Monate, in denen sie mehr Zeit im Bett verbracht hatte als in der Arbeit. Damals hatte sie noch als Grafikerin in einer Werbeagentur gearbeitet. Der wichtigste Schritt war zunächst gewesen, daheim auszuziehen. Das tat sie dann auch gleich nach ihrem Abi und studierte Grafikdesign. Sie zog in eine kleine WG nach Berlin und jobbte als Kellnerin. Direkt nach dem Studium ging es in die Werbeagentur, denn ihr Ziel war es, Geld zu verdienen und unabhängig zu sein, um nicht so wie ihre Mutter zu enden.

In der Werbeagentur ging es teilweise hoch her. Die Zeiten für die Erledigung eines Auftrages wurden immer kürzer und knapper. Sie schuftete Tag und Nacht. Die Entlohnung war schlecht, aber sie war ja auch erst am Anfang und musste sich ihren Lob erst verdienen. »Das Leben ist etwas, was geschieht. Du kannst es nicht lenken.« Die Worte ihrer Mutter lagen ihr noch im Ohr.

Immer öfter bekam sie Kopfschmerzen. Natürlich versuchte Andrea zunächst, diese zu ignorieren, dann bekämpfte sie sie mit Tabletten. Schmerztabletten und Koffein standen bei ihr ganz oben auf der Liste, meist brauchte sie beides am Morgen gleich nach dem Aufstehen. Sie schleppte sich früh ins Büro, abends in die Wohnung. Ab und an traf sie sich mit Freunden, um zu feiern. Heute weiß sie, dass das, was sie früher »feiern« nannte, ein Betäuben der letzten Gefühle war. Signale ihres Körpers nahm sie nicht wahr. Wenn sie Schmerzen hatte, bekämpfte sie diese gleich mit Schmerztabletten.

»Ich muss Leistung bringen!« und »Ich schaffe das!« waren ihre Leitsätze geworden. Andrea fühlte sich cool und »angekommen«. Wenn sie heute an diese Zeit zurückdenkt, kann sie nur noch mit dem Kopf schütteln und sich wundern, dass es so lange gut ging. Mehrmals im Monat – und die Zeiten wurden immer länger – wurde sie ausgeknockt und musste einen oder gar mehrere Tage im Bett verbringen. Sie hatte unerträgliche Kopfschmerzen. Sie lief von Arzt zu Arzt, suchte nach der Ursache und wollte die »Pille«, die ihr sofort helfen sollte.

Schließlich musste sie wieder ins Büro. Die Aufträge wollten bearbeitet werden. Ihr Chef beobachtete sie und fragte mehrfach nach, was los sei. Er ermahnte sie, dass sie zu viel ausgehe. So war es aber nicht. Andrea wurde einfach nur von unerträglichen migräneartigen Kopfschmerzen geplagt. Diese Kopfschmerzen waren so stark, dass sie sich kaum auf den Beinen halten konnte. Natürlich kamen sie immer dann, wenn es besonders eng wurde in der Arbeit, wenn der Stress und Druck so groß waren, dass sie kaum atmen konnte, geschweige denn essen oder entspannen.

Um runterzukommen und zu »entspannen« trank Andrea ein Gläschen Wein, vielleicht auch ein weiteres, dann jedenfalls kam sie zur Ruhe und fiel in einen unruhigen Schlaf. Es störte sie schon sehr, dass sie nicht so leistungsfähig war, wie sie das gern gewesen wäre. Für ihren Chef wurde sie zu einer unsicheren Kandidatin. Um die Arbeit zu schaffen und es ihrem Chef recht zu machen, arbeitete sie meist die Wochenenden in der Agentur durch. Ein Privatleben hatte sie ohnehin nicht, denn zu häufig platzten alle möglichen Verabredungen – entweder sie musste länger arbeiten oder sie hatte Kopfschmerzen. Hatte ihre Mutter am Ende doch recht? Musste sie sich dem Leben fügen? Konnte sie es nicht beeinflussen? In ihren traurigsten Stunden hätte sie sich am liebsten das Leben genommen, so mühsam war es geworden. Wozu sollte sie es noch leben?

Eine »zufällige« Begegnung

Durch einen »Zufall« hatte sie dann Kerstin kennengelernt. Sie kam damals gerade aus Thailand und war vier Wochen in einem Kloster gewesen. Kerstin erzählte ihr ganz genau, dass es für Thailänder völlig normal und natürlich sei, zwischendurch für einige Tage oder

Wochen ins Kloster zu gehen, um sich selbst wieder »auszurichten«. Sie sah auch sehr glücklich und gesund aus.

Diese Dinge waren Andrea vollkommen fremd. Begriffe wie »in seiner Mitte sein«, »mit sich selbst im Reinen sein« und »auf seine innere Stimme hören« kannte sie für sich nicht. Sie hatte solche Reden früher als »Gefühlsduselei« abgetan und als »Volksverdummung«. Nun war sie fasziniert und fing an, sich mit dem Buddhismus zu beschäftigen. Ganz allmählich und langsam lernte sie, in ihren Körper hineinzuspüren, und sie merkte, wenn ein Migräneschub sich ankündigte. Sie begriff den Zusammenhang zwischen ihrer Unausgeglichenheit und ihren unerträglichen Kopfschmerzen. Manchmal gelang es ihr sogar, eine Migräneattacke zu verhindern. Sie fing an, sich mit ihrem Körper zu beschäftigen. Am meisten faszinierte sie der Gedanke, auf den eigenen Körper zu hören und seine Signale zu deuten.

In unserer Gesellschaft haben wir gelernt, auf unseren Kopf zu hören und die Signale des Körpers zu vernachlässigen oder als nebensächlich und gar störend zu betiteln.

Andrea wurde bewusst, dass sie immer, wenn sie gezwungen war, mit einer Migräneattacke im Bett zu bleiben, wirklich sauer auf ihren Körper war. Sie war wütend, dass er ihr das antat. Sie schäumte vor Groll, dass ihr das schon wieder passieren musste. Wenn sie sich jedoch erlaubte, in sich hineinzuhorchen und den Schmerz nicht gleich zu betäuben, vernahm sie plötzlich, dass ihr Körper ihr etwas mitteilen wollte. Die erste Erkenntnis war so schmerzhaft, dass sie tagelang weinen musste. Sie musste sich nämlich eingestehen, dass sie in ihrem Job einfach fehl am Platz war. Was sie tat, war nicht das, was sie tun wollte und was sie ausfüllte. Sie lief wie ein Hamster in seinem Rad immer weiter und weiter. Sie hatte immer unabhängig sein wollen, nicht so wie ihre Mutter auf das Geld eines Mannes angewiesen. Hier war sie nun gelandet. Wohin sollte sie das bringen? Sie war sechundzwanzig und hatte nichts, noch nicht einmal einen Job, der sie ausfüllte.

Der Weg aus der Stressfalle

Nachdem sie sich tagelang verschanzt und geweint hatte, traf sie eine Entscheidung. Sie traf die Entscheidung, ihr Leben nun zu beginnen. Zu groß war die Angst, wie ihre Mutter zu enden. Dafür nahm sie einen längeren Weg auf sich. Mit ihrem Körper wollte sie den Anfang machen. Weil sie von Kerstin aufgeschnappt hatte, dass Meditation ein guter Weg zu sich selbst sein könne, fing sie einfach an. Sie suchte im Internet nach einem Yogastudio. Eine ganze Zeit lang ging sie jeden Sonntag zu ihrer Yogastunde. Sie merkte jedoch, dass ihr die Asanas nicht sehr viel Spaß machten. Sie war auch nicht so gelenkig wie die anderen. In den kurzen Meditationsminuten schweiften ihre Gedanken immer ab und liefen wirr durcheinander. Die Zeit war ihr auch zu kurz, um wirklich zur Ruhe zu kommen.

Sie hielt lange durch, doch nach ungefähr einem Jahr beschloss sie, wieder damit aufzuhören. Daheim merkte sie jedoch, dass ihr etwas fehlte, und so begann sie, einfach für sich selbst zu meditieren. Jeden Sonntag zündete sie eine Duftkerze an, machte leise Musik und schloss die Augen. Es dauerte immer eine ganze Weile, bis sie zur Ruhe kam. Ihre Gedanken zu sortieren und zum Stillstand zu bringen, war wirklich eine Herausforderung. Sie hatte einmal von einer Yogalehrerin ein Bild aufgeschnappt, und dieses half ihr sehr:

Sie stellte sich vor, wie vor ihr ein Fluss entlangfließt. Mit diesem Fluss ziehen ganz viele Blätter an ihr vorbei. Jeder Gedanke, der kommt, wird ganz sanft auf einem Blatt platziert und darf weiterfließen.

Mit diesem Bild kommt Andrea ganz langsam zur Ruhe. Nach einer Weile hört sie ihren Körper. Er gibt ganz leise Signale. Meist ist es ein leichtes Unwohlsein. Der Körper ist wahrlich ein Spiegelbild der Seele. Man muss allerdings seine Zeichen erkennen und deuten können. Aus diesem Grund sagen die Tibether: »Jedes körperliche Unwohlsein ist ein Zeichen einer seelischen Dysbalance.« Andrea lernte, die Signale ihres Körpers richtig zu erkennen und zu deuten, und sie lernt immer noch täglich dazu. Tag für Tag horcht sie in sich hinein und achtet darauf, was ihr Körper ihr zu berichten hat.

Heute weiß sie, nur wenn sie im Einklang mit sich selbst lebt und sich nicht verleugnet, ist sie schmerzfrei.

Um mich zu finden, brauche ich nur Ruhe. Ich brauche kein Studio, keine Lehrerin und auch keine Musik.

Diese Dinge können jedoch gerade zu Beginn sehr hilfreich sein. Mittlerweile meditiert Andrea fast täglich. Es ist zu ihrer Morgenroutine geworden. Seitdem sie das macht und ganz ehrlich mit sich selbst ist, hat sie fast keine Migräne mehr. Medikamente braucht sie nicht. Andrea hat es geschafft, ihr Leben um sich selbst aufzubauen und sich nach ihren Bedürfnissen zu orientieren, nicht nach den Bedürfnissen der anderen. Lange schon arbeitet sie nicht mehr in der Agentur. Sie ist freischaffend und selbstständig. Dadurch kann sie sich ihre Arbeit selbst einteilen und sogar monatelang im Ausland leben. Dann reist sie als Fotografin durch die Welt und macht viele YouTube-Videos. Die Freude, die sie bei ihrer Arbeit empfindet, spiegelt sich in den Fotos und Videos wider. Die Menschen lieben es, von ihr unterhalten zu werden. Diese Tätigkeit hätte sie früher als Migränegeplagte nicht ausüben können. Sie hat es sich außerdem zur Gewohnheit gemacht, einmal im Jahr ins Kloster zu gehen, um dort vollkommen ohne Ablenkung zu meditieren und bei sich zu sein. Eine Woche reicht ihr, um als gereinigter Mensch wieder nach Hause zu fahren.

Ihr heutiges Lebensmotto ist: »Ich bin die Sonne und du darfst bei mir auftanken.«

In diesem Sinne hilft sie auch ihrer Mutter, und das erfüllt sie mit unfassbar viel Dankbarkeit. Die Liebe, die Hoffnung und der Mut, die ihre Mutter einst hatte, wachsen in Andrea weiter und helfen vielen, vielen Menschen.

Andreas Lieblingsasana

DER HUND, DER NACH HINTEN SCHAUT

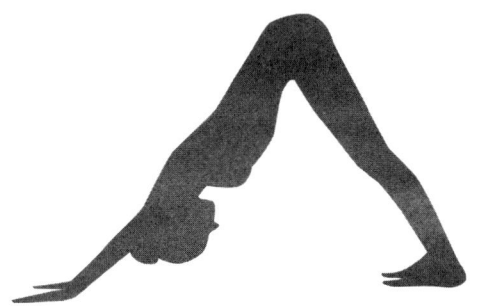

Die Übung ist die reinste Wohltat, macht den Rücken und Nacken geschmeidig und ist aus keiner Yogastunde mehr wegzudenken. Sie entspannt Bauch und Rücken und vertieft dadurch den Atem. Zusätzlich trainiert die Übung die Hände und die Arme und kräftigt das Herz. Da das Gesicht zum Körper hin zeigt, dringt der Geist nach innen und beruhigt sich. Wir kommen zur Ruhe.

DURCHFÜHRUNG

- Gehe auf einer Yogamatte oder Gymnastikmatte in den Vierfüßlerstand.
- Wölbe dann den Rücken wie bei einer Katze, und schaue mit dem Gesicht durch die Arme hindurch.
- Nun stütze dich mit den Händen ab, und strecke die Beine. Dabei geht dein Oberkörper ebenso nach oben. Stelle dir vor,

ein Bindfaden, der an deinem Gesäß befestigt ist, zöge dich nach oben.
- Hebe die Fersen an, wenn du möchtest, und stelle dich auf die Zehenspitzen.
- Du darfst gern die Beine etwas abwinkeln. Wichtig ist, dass der höchste Punkt dein Gesäß ist. Der Rücken sollte ganz lang und gerade sein. Die Arme sind durchgestreckt. Die Schultern auseinandergedrückt. Die Augen sind zum Nabel gerichtet.
- Verweile für zehn bis zwölf Atemzüge in dieser Position.
- Zum Absetzen beuge zunächst die Beine, bringe dann die Knie zum Boden und falte dich im Anschluss am besten zusammen, in der Haltung des Kindes, oder bleibe im Vierfüßlerstand, um die Übung in einigen Sekunden zu wiederholen.
- Mache die Übung mit Genuss ganz in Ruhe und im Einklang mit deiner Atmung.

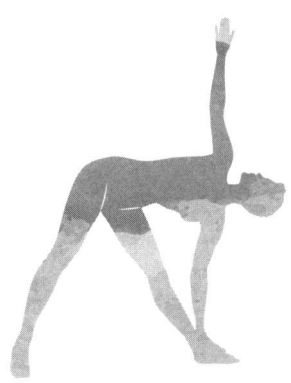

Mit Yoga gesund werden

Ein neues Leben für Jule

Es ist kalt. Es ist kalt und irgendwie … ungewohnt. Jule weiß, dass irgendetwas nicht stimmt. Sie kennt diesen Zustand nicht.

Plötzlich Blaulicht. Wo kommt das denn jetzt her? Dann hört sie ihr schreiendes Baby, das in der Kinderschale auf dem Rücksitz stand.

Wo ist mein Kind, kommt ihr in den Sinn. Jule ist jedoch nicht wirklich anwesend.

Für einen Augenblick spürt sie einen unermesslichen Schmerz im Rücken. Sie kann sich nicht bewegen. Dann wird es wieder dunkel. Was ist passiert?

Sie schläft wieder ein.

Als sie erneut aufwacht, sind Minuten, vielleicht aber auch Stunden oder Tage vergangen. Jule empfindet einen dumpfen Schmerz. Aber wo? Sie kann ihn gar nicht zuordnen. Es ist ein Ganzkörperschmerz. Ihr Hals fühlt sich sehr rau und trocken an. Die Zunge klebt am Gaumen. Die Lippen fühlen sich rissig wie Schmirgelpapier an. Jule entscheidet sich, die Augen zu öffnen. Das ist, wie sie merkt, gar nicht so einfach. Auch die Augen sind trocken und verklebt. Sie will an ihnen reiben. Aber es geht nicht. Ihre Hand mag nicht. Nun wird Jule neugierig ... und zugleich ängstlich. Es muss etwas Ungewöhnliches passiert sein.

Sie öffnet die Augen. Ach, du Schreck. Wo bin ich denn hier, geht ihr automatisch durch den Kopf. Jule befindet sich in einem Bett, an das etliche Geräte angeschlossen sind. Sie ist verkabelt und kann sich nicht rühren. Sie möchte schreien, aber die Stimme versagt ihr den Dienst. Sie ist ganz heiß, und es tut höllisch weh, wenn sie versucht zu sprechen. Der ganze Hals ist wund. Sie bringt einfach keinen Ton heraus. Panik steigt in ihr auf: Sie kann sich nicht bewegen. Kein Körperteil will ihr gehorchen. Ihre Gedanken laufen wirr im Kopf hin und her. Sie versucht, sich zu erinnern, was war. Irgendwie muss sie ja hierhergekommen sein. Jule schreit – tonlos. Aus lauter Verzweiflung oder aus Kräftemangel fällt sie wieder in einen unruhigen Schlaf. Im Schlaf hört sie das Quietschen von Autoreifen und einen lauten Wind. Zitternd und bibbernd wacht sie wieder auf.

»Wo ist mein Kind?«, bringt sie leise hervor. »Wie geht es meinem Mann?«

Eine Krankenschwester klärt sie auf, erzählt ihr, was passiert ist. Sie hatten einen schweren Autounfall. Jedoch: Alle sind am Leben, ihr Mann und ihr Baby. Beide sind in einem anderen Krankenhaus. Deswegen kann sie nicht zu ihnen. Ohnehin kann sie nicht aufstehen.

Jule erinnert sich: Sie hatte mit ihrem Mann und ihrer zwölf Wochen alten Tochter einen Sonntagsausflug unternommen. Es war sehr schön. Sie haben das Familienleben genossen. Als sie jedoch auf dem Heimweg einen Berg hinauffuhren, kam ihnen in einer Haarnadelkurve ein Minibus entgegen. Der Bus geriet ins Trudeln.

Ihr Mann steuerte ihr Fahrzeug und fuhr rechts ran, so weit es ging. Sie schrabbten bereits an der Leitplanke entlang.

Augenblicklich wird ihr kalt. Sie durchlebt erneut die Todesangst während des Unfalls. Es war schrecklich. Alles ging unfassbar schnell. Teilweise jedoch hat sie den Eindruck, es lief in Zeitlupe ab. Ihr ist ganz übel.

Als der Minibus immer schneller wurde und schließlich auf sie draufknallte, dachte sie: Das war es jetzt. Mein Leben geht hier und jetzt zu Ende.

Die Schwester erklärt ihr, dass ihr Ehemann und die Tochter mit leichten Verletzungen und einem Schrecken davongekommen sind.

Sie, Jule, hätte den ganzen Aufprall abbekommen.

Jule schläft entkräftet ein.

Als sie wieder aufwacht, ist es dunkel im Zimmer. Sie wird von Lärm geweckt. Gleichzeitig kommt eine Person an ihr Bett. Es ist unheimlich.

Dann erkennt sie, dass die Person die Infusionsflasche wechselt. Sie schaut auf die Monitore, schreibt etwas auf.

»Schlafen Sie weiter«, sagt die Stimme sanft und eine Hand fasst sie an die Schulter. Das beruhigt.

Erneuter Krach.

Jule fühlt sich schwindelig, als wenn sie in einem Karussell sitzen würde. Lichter ziehen in einer rasanten Geschwindigkeit an ihr vorüber. Ein großer Knall und ... Ihre Augen gehen auf. Der Autounfall, die Leitplanke, der Aufprall.

Nun ist sie hier. Sie ist schweißgebadet. Augenblicklich ist ihr kalt.

»Wo ist mein Kind? Verdammt, ich will endlich zu meinem Baby!«

Sicherlich geht es ihnen gut, versucht sie, sich zu beruhigen. Aber Jule leidet – so, wie nur eine Mutter leiden kann, der man das Baby weggenommen hat. Sie ist verzweifelt. Stimmt das denn auch wirklich? Geht es beiden gut? Oder verheimlicht man ihr etwas, ihre Gedanken spielen verrückt. Gegen die körperlichen Schmerzen hat man ihr Medikamente gegeben. Die seelischen Qualen jedoch schmerzen noch viel mehr.

Scheinbar haben die Geräte, an denen sie angeschlossen ist, eine Änderung ergeben, denn gleich zwei Schwestern betreten das Zimmer. Während die eine auf einen Monitor zusteuert, schaut die andere Jule an, überprüft die Kabel und fasst an Jules Verband am Hals. Sie sieht ernst und müde aus. Als sie bemerken, dass Jule ganz nass ist, beschließen die beiden, dass sie umgezogen werden sollte.

Jule nimmt die Situation wie im Nebel wahr. Sie beobachtet, wie die Decke hochgehoben, ihr Hemd, ein typisches Krankenhausnachthemd, geöffnet und entfernt wird. Gemeinsam drehen die Schwestern Jule zunächst nach links, entfernen das Bettlaken, legen bis zur Hälfte des Bettes ein sauberes und trockenes Laken hin, und dann drehen sie sie auf die rechte, saubere Seite des Bettes und erneuern die linke Seite. Jule bewundert, mit welcher Sicherheit und Geschwindigkeit die beiden Frauen ihren Job verrichten. Sie sind hochprofessionell. Während die eine sehr wortkarg ist, lächelt die andere Jule immer wieder aufmunternd an. Diese Aufmunterung kann sie gut gebrauchen, nur nützt sie ihr nichts, denn die Panik, die in ihr aufsteigt, wird immer größer.

Jule wird nun mit aller Macht bewusst, in welchem Zustand sie sich befindet. Allein diese Tatsache treibt ihr die Tränen in die Augen. Sie erkennt, dass sie weder Arme noch Beine bewegen kann. Eine unfassbare Traurigkeit befällt ihre Seele und macht ihren Körper noch schwerer, als er bereits ist.

Eine harte Zeit

In den kommenden Wochen geht das so weiter. Es geht ihr von Tag zu Tag schlechter. Ihr Körper versagt seinen Dienst, kein Wunder bei so vielen Verletzungen. Massives Schleudertrauma, leichtes Schädelhirntrauma, gerissener Psoas, Muskel-, Bandscheiben-, Knie- und Wirbelverletzungen. Noch viel schlimmer jedoch ist ihre Seele. Jule ist in einer schwarzen Wolke gefangen. Selbst wenn ihre Familie zu Besuch kommt, kann sie nicht aus ihrem Loch heraus. Sie kann sprechen, hat jedoch nichts zu sagen. Jedes Mal, wenn sie ihren Mund öffnet, muss sie weinen. Sie ist so traurig. Es ist nicht in Worte zu fassen. Vor allem hat sie immer wieder, meist ganz unverhofft, Flashbacks. Sie erwacht mitten in der Nacht, und der Unfall läuft wieder wie in einem Film ab. Jule möchte ihre Gedanken anhalten, aber sie gehorchen ihr nicht.

Verzweiflung pur!

Ihr ganzes Leben gehört nicht mehr ihr. Es ist, als wenn sie ferngesteuert wäre und nichts beeinflussen könnte.

Irgendwie vergehen die Tage und auch die Nächte. Es geht weiter.

Auf der Fahrt vom Krankenhaus in die Reha hat sie Angst, wieder einen Unfall zu erleiden. Überhaupt ist sie sehr schreckhaft geworden. Sie besteht eigentlich nur noch aus Angst. Sie hat Angst, allein zu sein, Angst vor Bäumen, vor Schatten, Angst, dass ein Stein sie treffen könnte. Sie hat sogar Angst vor der Angst, Angst davor, dass diese Todesangst nun zu ihr gehört. Sie klebt an ihr wie eine Klette – Jule hat eine schwere posttraumatische Belastungsstörung.

Teilweise hat sie jedoch das Gefühl, als wenn es so hatte kommen müssen, als wenn das Leben – oder Gott – mit ihr sprechen würde und sagte: »So, wie bisher, geht es nicht weiter. Du musst etwas ändern!«

Ihr ganzes Leben ist ein Schutthaufen.

Nach dem Abi, welches sie natürlich mit Bestnote absolviert hatte, ging es gleich ins Studium. Sie wollte keine Zeit verlieren, wollte endlich erwachsen sein, auf eigenen Beinen stehen und Geld verdienen, viel Geld, denn sie wollte die Welt bereisen. Ihren Andreas hatte sie im Studium kennengelernt. Er war sehr nett, und irgendwann hatte es gefunkt. Er ist ein äußerst liebevoller und zuverlässiger Partner. Jedoch hatte sie oft das Gefühl, dass er in Wirklichkeit anders war. In Wirklichkeit ... Was ist schon die Wirklichkeit? Hm, sie meinte, er würde nicht sein Leben leben, sondern alles nur für sie tun, damit sie es so hatte, wie sie es mochte.

Das Problem ist nur: Jule weiß nicht, wie sie es haben möchte. Das heißt: So, wie es gerade ist, sicher nicht.

Das Leben ist einfach so dahingeflossen: Nach dem Studium kam der Traumjob in der Bank, dann der nächste Aufstieg, wieder einer, schließlich kam sie in den Vorstand, und dann wurde ihre kleine Anastasia geboren, ihr Engel. Sie meldete sich zu einem Zeitpunkt an, an dem Jule nicht mehr daran geglaubt hatte, jemals Mutter zu werden. Ja, der Wunsch war immer wieder aufgeflackert. Jedoch hatte Jule nie die Zeit gefunden, ihn weiterzuverfolgen. Zwischendurch war sie immer wieder traurig gewesen, dass ihr Leben kinderlos bleiben sollte.

»Wir haben doch uns, und wir machen schöne Reisen. Kinder würden da nur stören«, hatte Andreas sie getröstet.

Ja, es war alles wunderbar gewesen und sie beide ein Vorzeigepaar. Nie hatte es großen Streit gegeben. Man arrangierte sich in allem, schließlich kannte man sich schon ewig.

Nun, mit 39 Jahren, weiß Jule ganz genau, dass ihr Leben an etwas Entscheidendem vorbeigeht, nämlich an ihr. Wie oft hatte sie sogar an Trennung gedacht. Sie machte Andreas dafür verantwortlich, dass sie sich wie eine Getriebene vorkam. Andreas, der sich allem fügt, der nichts richtig anpacken kann, der ihr immer nur nach ihrem Mund spricht. Der Mann, der keine Gefühle zeigt, wird ihr immer unheimlicher.

Sie hat seit Langem nicht mehr das Gefühl zu leben. Nein. Jule funktioniert.

Was das einmal anders gewesen? Sie weiß es nicht mehr.

Seit Monaten stellt sie sich immer wieder die Frage: Wie komme ich da raus? Was mache ich mit meinem Leben? Wie schaffe ich es, für Anastasia eine gute Mutter zu sein? Plötzlich weiß sie, warum sie nie Kinder haben wollte. Sie wollte sich nie diesen Fragen stellen. Denn sie weiß keine Antworten, und das zermürbt sie.

Und weil sie bisher nicht die Kraft gefunden hatte, es Andreas zu sagen, war nun dieser Unfall passiert. Da ist Jule sich ganz sicher. Soll der Unfall ihr helfen, ihr Leben neu zu sortieren?

Hm. Sie weiß jedoch gar nicht, was sie anderes machen könnte, als in der Bank zu arbeiten. Und nun kommt noch dazu, dass sie sich nicht bewegen kann. Soll das eine Strafe sein?

In der Nacht wälzt sich Jule hin und her, zumindest gedanklich. Ihr Körper bleibt weitestgehend starr. Dies ist fast noch schlimmer. Sich nicht einfach mal von rechts nach links drehen zu können, ist fast schon schmerzlich. Sie ist schon wieder nass geschwitzt. Ihre Haare kleben am Gesicht. Kein Körperteil lässt sich bewegen. Vor Erschöpfung schläft sie wieder ein. In der Nacht verarbeitet sie ihre Erlebnisse noch intensiver als am Tag. Fast durch einen Zufall bemerkt Jule, dass sie ihren kleinen Zeh am linken Fuß bewegen kann.

Jule erinnert sich an ihr Yogawissen, das sie auch vor wichtigen berfulichen Sitzungen angewendet hat.

»Nutze dein Wissen«, spricht sie sich selbst Mut zu. »Du kannst mit deiner Atmung ganz viel bewirken.« Und Jule beginnt zu atmen.

Mit jedem Atemzug kommst du wieder ans Licht, Stück für Stück. Wenn du atmest und dich ganz auf deine Atmung konzentrierst, entkommst du dem Negativen.

Nacheinander fokussiert sie sich auf jeden Körperteil. Mit dem Atem bringt sie Sauerstoff, Liebe und Heilung dorthin. Jule stellt sich vor, wie ihre Zellen untereinander Kontakt aufnehmen und die Muskulatur und die Knochen regenerieren. Manchmal schafft sie ihr Programm an einem Tag nicht.

»Einen Körper zu reparieren und auszukurieren, ist harte Arbeit. Das braucht Kraft und Zeit. Sie haben jetzt viel zu tun«, spricht ihr eine Krankenschwester Mut zu.

Licht in Sicht

Nach Wochen der Verzweiflung findet Jule zurück ins Leben. Der Entschluss ist gefasst. Jetzt wird gearbeitet – und zwar an der Genesung. Und dann? Dann kommt alles andere an die Reihe.

Das Wort Arbeit ist für uns Deutschen ein sehr wichtiges und ernstes Wort. Wenn wir über die Arbeit sprechen, dann sprechen wir über etwas, das anstrengend ist. Arbeit ist kein Spaß, und Arbeit ist stressig. Wer keinen Stress bei der Arbeit hat, hat zu wenig zu tun und ist damit erfolglos und minderwertig. So zumindest ist der große Tenor in unserer Gesellschaft.

Jule hat es zwar noch nie so gesehen, jedoch danach gehandelt. Sie ist die Disziplin in Person. Sie hat ihren Job immer sehr gern und gut gemacht. Er kam ihr gar nicht wie Arbeit vor. Ihr Job war vielmehr ihr Leben. So merkte sie oftmals gar nicht, wie viele Stunden sie am Stück gearbeitet hatte. Ihr Job war unfassbar interessant. Sie lernte jeden Tag Neues und sehr viele interessante Menschen kennen. Jedoch stand sie nahezu immer unter Hochspannung. Ständig musste sie schnell reagieren. Immerzu gab es wichtige Dinge, die für den Vorstand vorzubereiten waren. Es wurde natürlich erwartet, dass sie bestens aufgeklärt und immer auf dem neuesten Stand war. Meist musste sie zu ganz unterschiedlichen Zeiten arbeiten und zu ganz unchristlichen Zeiten das Haus verlassen. Natürlich immer top gekleidet und gestylt.

Wenn Jule zurückdenkt, so war sie immer auf Leistung geeicht, doch hatte sie alles freiwillig gemacht, freiwillig und mit großer Freude. Eigentlich verrückt. Aber das ist nun einmal ihr Leben.

Halt. Stopp. Das *war* ihr Leben.

Davon abgesehen, dass sie dies alles heute nicht mehr so leisten kann, will sie es auch gar nicht. Ihre Ängste, die sie begleiten, die ihr vormachen, jemand würde einen Stein von einer Brücke werfen und dieser würde ihr Auto treffen, diese Ängste wollen ihr etwas sagen: Es ist jetzt anders. Ein neues, anderes Leben wartet auf sie. Ein neuer Lebensabschnitt kommt. Wie wird er aussehen? So ganz genau weiß sie das noch nicht, jedoch: Aus dem alten Leben ist sie herausgewachsen. Nun kann sie sich an diese Zeit erinnern, wie an die gute alte Schulzeit.

Jule ist aufgeregt und ruhig zugleich. Sie weiß, es wird sich alles fügen – auch wenn sie zum jetzigen Zeitpunkt noch nicht weiß, wie.

Egal, wie unsere Schicksalsschläge heißen. Es sind in Wirklichkeit Chancen.

Jule nimmt es ernst mit ihrer Genesung. Sie ist fest entschlossen, vollkommen gesund zu werden und nicht nur das: Sie möchte ihr Leben neu sortieren. Sie möchte den Unfall als Chance nutzen, ihr Leben zu durchdenken und neu zu ordnen. Es hätte ihr auch ein kleineres Zeichen des Schicksals gereicht, vielleicht ein paar Rippenbrüche.

Sie lächelt in sich hinein. Oder doch nicht? Nein, wahrscheinlich hätte sie auch mit gebrochenen Rippen weitergearbeitet und nicht innegehalten. Solange sie sich ins Büro schleppen konnte, war sie immer hingegangen. Schließlich kann die Schminke so einiges übertünchen. Sie ist absoluter Profi.

Nun bekommt sie jedoch vom Leben die Gelegenheit, ganz andere Erfahrungen zu machen, ja eigentlich ein ganz anderes Leben zu führen. Sie hat nie Hilfe gebraucht. Sie hat immer alles selbst gemacht. Auch ganz am Anfang, als sie mit dem Studium begann. Die fremde Stadt, Wohnungssuche, alles neu, alles war sehr schwierig für sie. Ihre Eltern ließen sie machen.

»Du schaffst das«, war die Aufmunterung, die sie immer zu hören bekam. Ihre Eltern hatten vollstes Vertrauen in sie. Sie waren davon überzeugt, dass Jule alles schaffen würde, was sie sich vornahm.

Schritt für Schritt

Langsam, ganz langsam kommt Jule auf die Beine. Sie kann sich die besten Ärzte und die teuersten Rehakliniken leisten – zum Glück. Im Anschluss an den Krankenhausaufenthalt folgten sechs Rehabehandlungen. Zum Glück kann sie einige ambulant durchführen. Auf diese Weise ist sie zwischendurch immer wieder bei ihrem Kind. Bei drei Therapien muss sie jedoch schon wieder von zu Hause fort. Sie vermisst ihre Familie. Sie sehnt sich nach dem Duft ihrer kleinen Prinzessin.

In diesen Jahren ist ihr ihre Tochter eine große Stütze. Wenn sie in deren Augen schaut, sieht sie, dass sie sich gegenseitig viel geben können.

Es dauert drei lange und schmerzhafte Jahre, bis sie wieder laufen kann.

Eines wird ihr in dieser Zeit sonnenklar: Sie will nicht mehr ins Büro zurück. Diese Zeit war sehr schön, ist nun aber vorbei.

Höre auf deine innere Stimme, und folge ihr konsequent. Ganz gleich, wie schmerzlich und schwierig es zwischendurch ist – es ist der einzig richtige Weg für dich.

Da Jule ohnehin nicht mehr in Vollzeit arbeiten kann, arbeitet sie eine Zeit lang als Bürohilfe bei unterschiedlichen Start-ups. So kann sie sich die Zeit besser einteilen und hat vor allem genügend Zeit für die Familie und sich selbst. Mit Yoga und Meditation arbeitet sie an sich und macht tolle Fortschritte. Sie merkt immer mehr, wie Yoga einen größeren Platz in ihrem Leben einnimmt. Jule hat schon immer Yoga praktiziert. Mit sechzehn Jahren war sie in der ersten Stunde.

Wenn du die Asanas machst und dabei an deine Einkaufsliste denkst, dann machst du eigentlich nur Gymnastik. Wenn du dich nicht mit deinem Körper dabei verbindest, auf deine Atmung achtest, machst du einfach kein Yoga.

Anfangs praktizierte Jule Hatha-Yoga. Dies entspricht den meisten Europäern am Anfang am meisten. Es hat auch etwas mit Leistung zu tun. Mit neunzehn machte Jule ihre ersten Erfahrungen mit Kundalini-Yoga. Damals ist sie mit einem Freund hingegangen. Es war während ihrer Zeit in Berlin. Yoga half ihr, sich besser und ausgeglichener zu fühlen. Yoga gab ihr die nötige Erdung und den Halt, den sie nach einer langen Arbeitswoche brauchte.

So hat Jule die ersten Jahre Yoga als Fitnessübung und Stretching ausgeführt. Sicher, auch das war ganz schön. Durch ihren Unfall jedoch beschäftigt sie sich nun ganz intensiv mit den Asanas, lernt, welche für sie besonders gut sind.

Du kannst dich mit einem Körperteil ganz bewusst verbinden. Du kannst diesen Teil sanft trainieren. Gehe liebevoll mit deinem Körper um. Es ist so vieles möglich. Aber du musst ihm mit Geduld begegnen.

Jule wird vom Yoga und den Meditationstechniken immer mehr in den Bann gezogen. Je besser es ihr geht, desto größer wird der Wunsch, noch mehr über Yoga zu erfahren. Sie lässt sich zum Yogalehrer ausbilden. Als Perfektionistin macht sie nicht nur eine Yogalehrerausbildung, sondern gleich sechs. Jule ist ein Yogi durch und durch. Sie lebt Yoga. Sie atmet Yoga.

Yoga hat mein Leben gerettet - auf jeglicher Ebene.

Irgendwann beschließt Jule, Yoga zu ihrem neuen Lebenmittelpunkt zu machen. Sie trifft eine folgenschwere Entscheidung. Natürlich ist es ihr nicht leicht gefallen, aber sie weiß, es ist das Richtige für sie: Sie gründet eine große Yogaschule, und zwar in Spanien, zehn Jahre nach ihrem Unfall.

Sie hat den Entschluss gefasst, möglichst vielen Menschen die Yogatechniken nahezubringen, um ihnen zu helfen. Was könnte sich da besser eignen als eine Yogaschule? Wenn sie nur ein Yogastudio eröffnet hätte, wäre sie begrenzt gewesen in ihrer Hilfe, weil jedes Studio nur eine gewisse Anzahl an Schülern aufnehmen kann.

Jule ist heute die Ausbilderin der Yogalehrer. Dadurch potenzieren sich ihre Hilfe und ihr Wirkungsradius immens. Sie bildet Yogalehrer, Entspannungstrainer, Ayurvedacoaches und Mediationsleiter aus, und diese wirken dann weltweit. Damit ist eine große Vision in Erfüllung gegangen. Weiterhin wollte sie schon immer insgeheim Deutschland verlassen. Nach unzähligen Gesprächen mit ihrem Mann haben sie sich dann gemeinsam dazu entschlossen. Andreas hilft ihr dabei, die Schule zu leiten. Sie ist der kreative Part, er der geschäftliche.

Jule lebt heute das Leben, welches sie sich erträumt hatte. Sie lebt mit ihren liebsten Menschen zusammen, hat Zeit für ihren gesunden Körper und hilft jeden Tag vielen, vielen Menschen. Yoga hat ihr Leben komplett verändert.

Wenn du die Welt anstrahlst, dann strahlt diese um ein Vielfaches zurück. Jeder sollte Yoga machen. Yoga bringt den Menschen in die Selbstverantwortung hinein und aus der Opferrolle raus.

Jules Lieblingsasana

DER BAUM

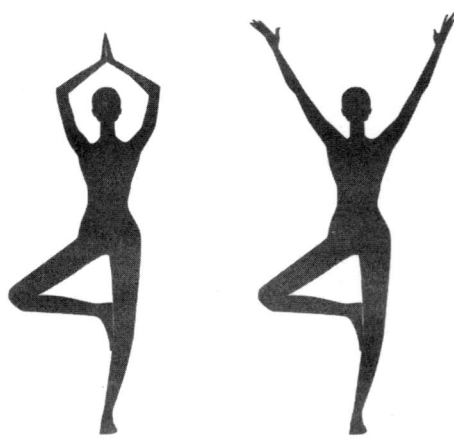

Der Baum symbolisiert Stärke und Widerstandskraft. Er fördert die Wertschätzung der Fähigkeit, den Stürmen des Lebens standzuhalten.

DURCHFÜHRUNG

- Stelle dich mit beiden Füßen stabil, aber entspannt hin. Die Arme sind locker neben dem Körper.
- Die Beine sollten durchgestreckt sein und die Füße gerade nach vorn zeigen. Die Füße sollten ganz satt und fest auf dem Boden stehen und sich mit diesem gedanklich verbinden.
- Die Wirbelsäule ist ganz gerade, der Blick nach vorn fokussiert.
- Die Schultern sind locker, die Atmung ruhig und gleichmäßig.
- Lege die Hände in die Hüfte, und strecke sie nach außen zur Seite weg.
- Beim nächsten Ausatmen hebst du ein Bein an, winkelst es etwa 90 Grad an und legst es an der Oberschenkelinnenseite des anderen Beines knapp über dem Knie ab.
- Die Hände legst du zunächst auf Höhe der Brust zur Gebetshaltung zusammen.
- Der Blick ist ruhig und konzentriert geradeaus gerichtet. Der gesamte Körper ist angespannt und gestreckt.
- Atme weiterhin ruhig und bewusst ein und aus, und achte darauf, dass die Gesichtsmuskeln entspannt sind. Wenn du dich stabil fühlst, kannst du die Arme und Hände über dem Kopf ausstrecken.
- Diese Stellung kannst du einige Sekunden, aber auch einige Minuten halten. Ganz so, wie es für dich angenehm ist.

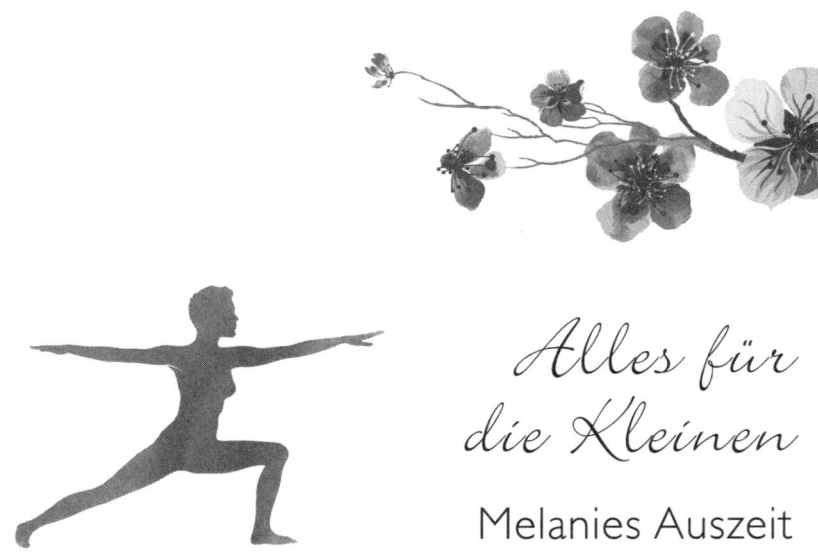

Alles für die Kleinen

Melanies Auszeit

»Mami, Mami«, ertönt es schon um fünf Uhr morgens. Melanie öffnet ihre Augen nicht. Sie steht langsam, ganz langsam auf und schleppt sich in Richtung Kinderzimmer. Wie sie ihre beiden Prinzessinnen liebt. Es ist nicht in Worte zu fassen. Jahrelang hat sie sich Kinder gewünscht. Jahrelang blieb dieser Wunsch unerfüllt. Nun sind ihre beiden bereits drei Jahre alt.

Seitdem sie auf der Welt sind, ist nichts mehr so, wie es vorher war. Alles, wirklich alles hat sich verändert. Sie und Markus leben jetzt in einem großen Haus am Stadtrand von Köln. Extra für die Kinder haben sie diese Gegend ausgesucht. Sie seien nun sesshaft geworden, erklärt Markus, wenn sie sich mit Freunden unterhalten. Dann wundern sich immer alle, dass die beiden Globetrotter und Workaholics im eigenen Häuschen leben. Für ihren großen Traum, eine Familie zu haben, gab Melanie alles auf. Es war für sie selbstverständlich, dass sie ihren Job hinschmiss, erst recht, als sie erfuhr, dass es Zwillinge werden.

»Nimm dir doch ein Au-pair-Mädchen«, rieten ihr die Freundinnen. Was? So eine Irina oder Magdalena, die sich am Ende an ihren Mann ranschmiss und die Kinder total verzog? Nein, das kam für sie nicht infrage! Zu häufig hatte sie die Folgen solcher Au-pair-Geschichten bei Freunden mitbekommen. Sie hatte nicht so lange auf ihre Kinder gewartet, damit diese nun von fremden Personen aufgezogen werden würden. Die Tatsache, dass sie daheim blieb, begleitete der Wermutstropfen, dass Lukas viel unterwegs sein musste und sie einsam war. Immer wenn sie es wagte, sich zu beschweren, bekam sie zu hören: »Einer muss das Geld verdienen. So ein Haus bezahlt sich nicht von allein.«

Und dann war er wieder fort. So manche Nacht lag sie weinend und ausgelaugt im Bett, darauf hoffend, dass eine warme Hand sie berührte. Häufig stellte sie sich die Frage, ob ihre Beziehung diese Phase wohl überstehen würde. Sie kennen sich schon seit dem Studium, haben unfassbar viel erlebt, viele Länder bereist und fremde Kulturen kennengelernt. Es gibt noch so viel, was sie gemeinsam unternehmen wollen. Natürlich: Wenn die Kinder groß sind, können sie wieder reisen und alles realisieren – oder etwa doch nicht? Ist ihre Beziehung nur für die guten Zeiten gut? Reicht das Band für die schlechten und schwierigen Phasen etwa nicht? Wenn sie so recht überlegt, so haben sie eigentlich noch keine wirkliche Krise erlebt. Ja, sie verstehen sich gut. Aber ist es nicht deswegen, weil sie, Melanie, immer alles managt? Ist es nicht so, dass Lukas eigentlich immer kneift, wenn es ungemütlich wird? Es ist leichter wegzufahren und die Schwierigkeiten den anderen zu überlassen. Das wird ihr jetzt klar. Zu bleiben und die Dinge zu Ende zu bringen ist immer schwerer, und sie merkt, dass das in ihrer Beziehung ihr Job ist. Will sie das bis zum Lebensende tun? Ist das das Leben, welches sie sich vorgestellt und erträumt hat?

Der ganz normale Alltag

Das alles geht Melanie durch den Kopf, während sie zum Kinderzimmer geht, um ihre Kleinen zu begrüßen.
»Mami, Mami ... wir ... wach.«
Strahlende Augen himmeln sie an.
Augenblicklich geht ihr Herz auf. Sie kann gar nicht anders, als auch zu strahlen, und mit tränennassem Gesicht umarmt sie ihre Süßen nacheinander. Ihren Töchtern ist es egal, warum das Gesicht ihrer Mutter nass ist. Gleichzeitig nimmt sie beide aus dem Bettchen heraus, und zu dritt setzen sie sich auf den dicken Teppich und kuscheln. Während vier Ärmchen sie drücken, fließen ihre Tränen weiter. Nun sind es jedoch Freudentränen.
»Ihr zwei seid meine Liebe, mein Leben. Ich bin so glücklich, dass es euch gibt«, murmelt sie leise vor sich hin.
Ihre »Ältere« bekommt das mit und dreht Mamas Gesicht zu sich. Ihre großen Augen schauen sie an.
»Du und deine Schwester. Ihr zwei seid ein großes Geschenk für mich«, sie blickt ihrer Tochter tief in die Augen, dann berichtigt sie sich: »Nein, nicht für mich, für die ganze Welt.«
Nachdem der Tag so rührselig begonnen hat, geht er turbulent weiter. Es dauert nicht lange, und die beiden Mädchen wollen nacheinander trinken, spielen, essen und dann wieder trinken, spielen und essen. So geht das den ganzen Tag. Zwischendurch werden noch die Wäsche, der Einkauf und der Haushalt erledigt. In der Regel wird Melanie durch den Tag geschleudert wie die Socken in einer Waschmaschine. Abends weiß sie gar nicht, wo hinten und wo vorn ist, was sie zuerst und was zuletzt erledigen soll. Am Ende sieht es ohne-

hin immer gleich aus: Das ganze Haus gleicht einem Spielzimmer. Es macht gar keinen Sinn, die Spielsachen aufzuräumen.

»Lass doch liegen«, sagt Lukas immer. »Mach dir bitte nicht einen solchen Stress wegen des Haushalts.«

Ja, den macht sie sich tatsächlich. Warum? Nun, der Haushalt ist ihr Job, und diesen will sie so gut wie möglich erledigen. Daran wird sie gemessen.

Wirklich? Von wem?

Während sie früher einen Plausch mit Kolleginnen hielt und sich über Urlaube oder Büroangelegenheiten ausgetauscht hat, findet ihre heutige Unterhaltung auf dem Spielplatz und in der Spielgruppe statt. Gesprächsthemen sind: Was hat mein Kind in der Woche wieder Neues gelernt? Kann es denn schon Laufrad fahren? Sprachtraining, Schwimmkurs und Co. werden diskutiert. An diesen Frauen misst sich Melanie nun. Sie behauptet zwar, dass sie immun ist gegen diese Vergleiche, zu viel hat sie schon erlebt, als dass ihr diese Themen wirklich etwas geben könnten, dennoch: Ganz abwenden kann sie sich nicht. Werden ihre Kinder doch mit den Kindern dieser Frauen in den Kindergarten und in die Schule gehen.

Endlich wieder zu sich finden

»Wann hast du zuletzt Yoga gemacht?« Diese Frage stellte ihr neulich eine Freundin am Telefon.

Das ist in der Tat schon sehr lange her. Seitdem ihre Süßen auf der Welt sind, hat sie noch keine Zeit gefunden, falsch: sich keine Zeit genommen. Dies wird sich heute ändern! Es ist bereits 22 Uhr, als sie endlich mit dem Zubettbringen der Kleinen und dem Haushalt fertig ist. Ihre Augen fallen ihr fast zu, aber sie will es unbedingt: Heute wird Yoga gemacht! Ihre Freundin hat recht. Früher ist sie ein- bis zweimal in der Woche in die Yogastunde gegangen. Danach war sie immer glücklich und ausgeglichen. Diesen Zustand möchte sie wieder herholen. Melanie sucht ihre alte Yogamatte heraus und zwängt sich in ihre Yogahose. Oh Mann, sie hat ordentlich zugenommen, aber egal.

Yoga ist keine Frage der Kleidergröße, sondern der Einstellung.

Wie hatte Jutta, ihre Lehrerin, immer gesagt: »Yoga machst du für dich, nicht für deinen Nachbarn. Bleibe bitte auf deiner Matte.« Damit hat sie sowohl den Körper als auch die Gedanken gemeint.

Unwillkürlich muss Melanie grinsen, wenn sie an diese Zeit zurückdenkt. Immer hat sie sich vorgestellt, wie sie eine Yogareise unternimmt und an die schönsten Orte fährt, um die tollsten Asanas zu praktizieren. Nun, das muss wohl noch etwas warten. Heute geht es erst einmal in den Schneidersitz und in die Vorwärtsbeuge. Melanie schließt die Augen und atmet tief ein und wieder aus.

Ein lauter Lärm bringt sie in die Gegenwart zurück.

»Wo bin ich?«, murmelt sie nahezu lautlos. Ihre Glieder schmerzen. Melanie ist doch tatsächlich eingeschlafen. Sie war nicht tiefenentspannt, sondern hundemüde.

Nun folgen ein Aufschrei und ein Poltern, begleitet von einem lauten »Mamaaa«. Ihre Kleinen sind schon wieder wach. Es ist noch nicht fünf Uhr, gerade mal Mitternacht. Okay, eine liebende Mama geht mit einem Lächeln hin und tröstet das verstörte Kind, welches schlecht geträumt und im Schlaf seine Trinkflasche aus dem Bett gedonnert hat.

Nach einer gefühlten Ewigkeit findet sich Melanie im eigenen Bett wieder. Heute ist die Nacht zu kurz für Yoga. Jetzt wird geschlafen. Während für einige die Meditation wie »schlafen« oder »einfach nur dasitzen« wirkt, ist sie in Wirklichkeit eine sehr gute Methode, sich zu erden, seine Sinne zu sortieren. Dies funktioniert nicht, wenn der Körper nur noch eines will: schlafen. Wenn du schlafen willst, dann schlafe, und tue nicht so, als ob du meditierst. Davon wirst du kein Stück fitter.

Melanie versucht es am nächsten Tag wieder und am übernächsten Tag auch. Sie findet die für ihren Lebensabschnitt richtige Zeit, um Yoga betreiben zu können. Zum Glück machen ihre Mädchen noch einen Mittagsschlaf. Zeit, in der Melanie bislang gebügelt und aufgeräumt hat. Da jedoch nach einer Stunde das Wohnzimmer wieder so ausschaut wie vorher, spart sie sich das jetzt. Jetzt macht sie lieber Yoga und wird von Mal zu Mal entspannter.

- Spielzeug im Haus verteilt? Zeichen des Lebens.
- Krümel unter dem Tisch? In diesem Haushalt gibt es genug zu essen.
- Gestapelte Bügelwäsche? Gibt es nicht mehr. Lukas muss nun seine Hemden in die Reinigung bringen. Dort werden sie gewaschen und gebügelt. Die machen das viel besser und günstiger als Melanie.
- Vollgestopfte Küche? Hier pulsiert das Leben.

Lukas wird nun mit einem Lächeln und einem Kuss begrüßt, nicht mit einem »Mir-ist-alles-zu-viel-Seufzer«. Melanie hat Yoga wiederentdeckt und zu ihrer täglichen kleinen Reise gemacht. Ganz nebenbei wird sie wieder gelenkiger und ruhiger und auch für Lukas nicht zu übersehen: attraktiver! Nun können ihre Mädchen genau so groß werden, wie sie es sich immer erträumt hat: in einem harmonischen Haus voller Liebe.

Wie heißt es so schön: »Good moms have sticky floors, dirty ovens and happy kids.«

Melanies Lieblingsasana

DER DREHSITZ

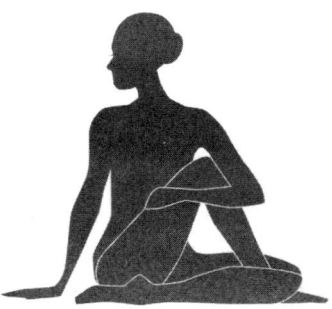

Bei dieser asymmetrischen Haltung erfahren wir beide Körperhälften. Dadurch erhalten wir eine innigere Verbindung zu unserem Körper. Einseitigkeiten in Gehirn und Körper werden ausgeglichen. Die linke Seite wird im Yoga dem Mond zugewiesen, die rechte der Sonne.

Mit dem Mond verbinden wir Heimkehr und Ruhe und mit der Sonne Tatkraft. Je nachdem, wann wir diese Übung durchführen, wählen wir die Seite aus, zu der wir uns als Erstes drehen. Zusätzlich werden durch die Drehung die Verdauung und die Atmung angeregt und das Vedauungsfeuer – unser Agni – gestärkt.

DURCHFÜHRUNG

- Du sitzt aufrecht mit gestreckten Beinen auf dem Boden.
- Nun winkelst du ein Bein an und legst den Fuß quer über das gestreckte Bein am Boden ab.
- Anschließend winkelst du auch das gestreckte Bein an und legst den Fuß ganz nah an dein Gesäß. Dann drehst du dich zu der Seite, aus der das angewinkelte Bein kommt, mit geradem Rücken so weit nach hinten, wie es geht.
- Der Blick geht über die Schulter nach hinten. Lasse die Schultern möglichst locker. Halte die Dehnung mit geradem Rücken!
- Nach zehn bis zwölf Atemzügen beendest du die Übung und machst das Gleiche auf der anderen Seite.

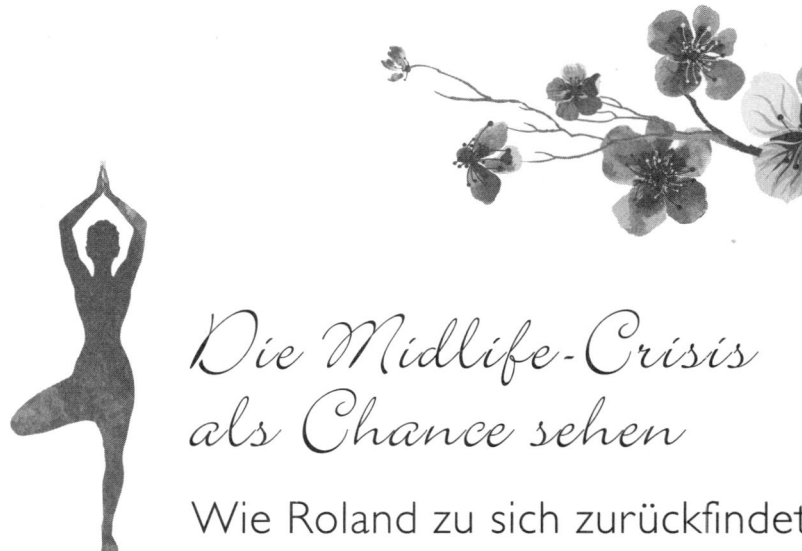

Die Midlife-Crisis als Chance sehen

Wie Roland zu sich zurückfindet

Ich lasse nicht los! Keine Sorge, wir haben es gleich geschafft!«, schreit Roland aus vollem Hals. Seine Augen brennen, der Kopf will platzen, und sein rechter Arm ist so weit nach hinten verdreht, dass er gar nicht mehr zu ihm gehört. Wasser peitscht ihm ins Gesicht. Es gelangt in seinen Mund, in die Nase und die Ohren. Er weiß gar nicht mehr, wie er Luft kriegt, aber irgendwie scheint es gerade noch zu gehen. An seinem rechten Arm hängt sein zehnjähriger Sohn. Sein linker Arm versucht, Halt an dem Felsen zu bekommen.

»Was zum Teufel mache ich hier?«, schreit er sich selbst an.

Wenn du es einmal schaffen würdest, eine Sache zu Ende zu bringen, säßen wir jetzt nicht hier auf diesem bescheuerten Campingplatz, sondern in einem anständigen Hotel, hallen noch die Worte seiner Frau in seinen Ohren. »Andere schaffen es doch auch, mit ihrer Familie einen anständigen Urlaub zu machen. Aber du, du musst wieder einmal alles hinschmeißen. Und warum? Weil du es nicht ertragen kannst, dass dir einer etwas sagt. Der Herr will es immer besser wissen, bringt aber nichts auf die Reihe.«

Das saß. Dieser Streit mit seiner Eva ist erst eine Stunde her, aber in letzter Zeit haben sie mehr Streitereien gehabt als gewöhnliche Gespräche. An ein schönes Abendessen oder einen harmonischen Nachmittag kann er sich gar nicht mehr erinnern. Vielleicht hat sie recht. Vielleicht ist er ein Versager. Auf jeden Fall sitzen sie tatsächlich auf diesem Campingplatz auf Sardinien, weil sie kein Geld für ein Hotel haben. Dabei hasst Eva es zu campen. Für sie gibt es nichts Schlimmeres. Eva möchte verwöhnt und umworben werden. Seit elf Jahren sind sie nun verheiratet. Damals ging es ganz schnell. Auf einem Rockkonzert hatten sie sich kennengelernt.

Rock am Ring, das waren noch Zeiten. Beide hatten großen Träume. Gemeinsam wollten sie die Welt erkunden. Damals konnten sie die Finger nicht voneinander lassen. So dauerte es nicht lang, und Eva wurde schwanger. Wie glücklich sie damals waren. Leon war das größte Geschenk, was er je erhalten hatte, und gleichzeitig das Beste, was er je zustande gebracht hatte. Sein Sohn ist sein ganzer Stolz. Für ihn würde er alles tun, auch wenn Eva ganz bestimmt anderer Meinung ist. Seinem Sohn soll es an nichts mangeln. Natürlich sollte er auch dieses Jahr einen schönen Urlaub erleben, einen Urlaub, von dem er seinen Freunden erzählen konnte.

Dass Roland kurz zuvor nicht nur seinen Job gekündigt, sondern auch noch sein Erspartes verloren hatte, war natürlich nicht so geplant gewesen.

»Wir fliegen trotzdem nach Sardinien. Wir suchen uns einen Campingplatz und genießen die Zeit. Mehr als Sonne, Sand und Meer braucht der Junge doch nicht, um glücklich zu sein«, hatte er seine

Frau überredet. Natürlich hatte er sich nicht vorher um Details gekümmert. »Einen freien Platz wird es schon geben«, hatte er noch so schön vor der Abreise gemeint. Das Zelt hatte er sich von einem Freund geliehen und natürlich nicht vorher ausprobiert. Die Katastrophe war eigentlich schon vorprogrammiert. Erst der dritte Campingplatz, den sie aufgesucht hatten, hatte noch einen Platz für sie, natürlich ganz hinten am Rand, und das Zelt erwies sich als viel zu klein.

Roland wollte einfach nur weg. Er wollte weg aus seinem Alltag bei der Versicherung, weg aus der Reihenhaussiedlung und weg aus Deutschland. Irgendwie war er in die ganze Scheiße hineingeraten. Wie bloß? Er hatte doch ursprünglich ganz andere Pläne, große Pläne gehabt, aber ... Nachdem Leon geboren worden war, war er gezwungen, die Familie zu versorgen. Da war plötzlich kein Platz mehr für seine Pläne und Visionen. Ein Kumpel, den er im Fitnessstudio kennengelernt hatte, nahm ihn mit zu der Versicherung, für die er tätig war, und bot ihm einen Job an.

»Du wirst angelernt und kannst schon ab dem ersten Monat auf Provisionsbasis arbeiten.« Da sein Kumpel nicht schlecht, eigentlich richtig gut davon leben konnte, war es für Roland zunächst das Einfachste, diesen Job zu machen. Auf die fragenden Augen seiner Eva antwortete er beschwichtigend: »Etwas anderes kann ich mir dann immer noch suchen, wenn wir erst einmal aus dem Gröbsten raus sind.« Natürlich hatten sie dann bald das Reihenhäuschen gekauft. Er wäre blöd gewesen, wenn sie monate- und jahrelang Miete gezahlt hätten für ein fremdes Haus.

Kaum hatte er sich umgedreht, hatten sie einen Haufen Schulden am Hals, und er war ein Sesselpupser geworden. Er war einer geworden, der er nie hatte werden wollen.

Junge, das Leben ist kein Wunschkonzert. Du hast jetzt Verantwortung für Frau und Kind. Du hast Verpflichtungen. Diese Worte seiner Mutter arbeiteten in ihm.

Zum Glück hat er sein Fitnessstudio. Das sucht er immer noch fast täglich auf. Dort kann er seinen Körper spüren und seine Muskeln spielen lassen. Dort fühlt er sich noch als Mann. Wenn er in den Spiegel schaut und sich mit den anderen vergleicht, sieht er, dass er ein echter Mann ist. Die meisten Männer gleichen eher einem Spargeltarzan.

Verstellen und verkleiden

Nun, jahrelanges Training an den Geräten macht sich bezahlt. Im Studio kann er sich auspowern und austoben. In seinem Job muss er immer nett und freundlich sein. Nie darf man ein Wort gegen den Kunden sagen. Auch wenn der noch so dumm, ungerecht und blöd ist, muss er sich zusammenreißen und ihm Honig ums Maul schmieren. Sehr schnell, eigentlich gleich am Anfang, hatte er gemerkt, dass diese Art der Arbeit nichts für ihn war. Er hasst es, dem Kunden jeden Tag etwas vorzumachen. Er hasst es, sich zu verstellen und zu verkleiden. Das fängt schon damit an, dass er sich jeden Morgen in diesen bescheuerten Anzug pressen muss. »Dies ist nun einmal unsere Berufskleidung. Der Kunde erwartet das so«, wurde ihm zu Beginn erklärt. Glücklicherweise hat er ab und an Auswärtstermine und kann wegfahren, mal nicht nach Hause kommen, mal im Hotel schlafen. Es ist zwar nicht die große Welt, von der er früher geträumt hatte, aber immerhin. Man wird genügsamer. Das Gefühl, etwas zu verpassen, das Leben an sich vorbeiziehen zu sehen, nicht zum Zuge zu kommen, nagt schon lange an ihm.

Überhaupt, warum will er nicht mehr so gern nach Hause? Warum legt er seine Arbeitstermine manchmal bewusst auf den Abend? Daheim sitzt seine Traumfrau. Aber: Jedes Mal wenn er heimkommt, erinnert sie ihn daran, dass sie eigentlich ein anderes Leben wollte, dass er ein Versager ist, das alles, was er tut, nicht genug ist. Eva muss gar nichts sagen. Allein ihr Anblick genügt, um ihn zu lähmen. Warum das so ist, kann er sich nicht erklären. Er weiß nur: Er muss etwas tun. Er muss etwas tun, um sie beide, nein, nun sind sie zu dritt, um also sie drei aus dieser Situation herauszubringen. Er ist fast fünfzig!

Alles, was er bisher geschafft hat, ist, ein Reihenhaus zu kaufen – mit Schulden drauf. Er merkt schon, dass er seinem Sohn kaum noch in die Augen blicken kann, geschweige aus ihm einen richtigen Mann machen. Der Junge verweichlicht total, weil er nur mit der Mutter rumhängt, weil er sich nicht kümmert, sich nicht kümmern kann. Natürlich beschwert sich Eva. Natürlich schiebt er die Arbeit vor. Immer wenn es heißt: »Du solltest etwas mit dem Jungen unternehmen. Er braucht seinen Vater«, hat er viel zu tun und einfach keine Zeit.

Nun, zum Fitnesstraining kann er ihn noch nicht mitnehmen. Dafür ist er einfach noch zu jung. Diese Ausrede hat er glücklicherweise noch. Er selbst weiß, dass der Grund viel tiefer liegt. Er weiß, er muss sein Leben in Ordnung bringen, damit er ein guter Vater und auch wieder ein guter Ehemann sein kann. Wie lange hatten sie keinen Sex mehr? Sind es zwei/drei Jahre? Oder noch länger? Am Anfang hatte er noch die Tage gezählt, dann die Wochen und zum Schluss die Monate. Eva ist eine wunderschöne Frau, immer noch. In letzter Zeit jedoch hat sich ein seltsamer Schleier der Traurigkeit über sie gelegt, nein, es ist eher eine Aggressivität. Bei einem Mann würde er sagen: »Der ist aber aggro«. Sie weicht ihm aus. Manchmal hat er den Eindruck, sie geht ihm aus dem Weg.

»Wir verstehen uns am besten, wenn wir uns nicht sehen«, warf sie ihm neulich an den Kopf. Ob sie an Trennung denkt? Gibt es da einen anderen? Er würde es auf gar keinen Fall zulassen, dass ihm einer seine Familie zerstört. Machte er das nicht schon selbst mit Bravour? Resignation und Wut füllen ihn aus.

Einsicht

»Papa, Papa!«, ruft eine Stimme. »Die Welle.«

Bevor die nächste Welle sie treffen kann, zieht er mit letzter Kraft seinen Sohn auf den Felsen. Beide sind fassungslos. Instinktgeleitet zieht Roland seinen Sohn zu sich und hält ihn ganz fest. Glücklich, dass ihm nichts passiert ist, will er ihn gar nicht mehr loslassen. Wie ist er denn nur in diese Situation gekommen?

Er hatte sich wieder mit Eva gestritten. Da kam ihm sein Sohn ganz gelegen, mit dem Wunsch, zur Insel zu schwimmen. Er kannte den Weg, schließlich waren sie am Tag zuvor auch schon dort gewesen. Dass es heute etwas windig war und starker Seegang herrschte, hatte er zwar bemerkt, durch den Streit angestachelt, er würde nichts auf die Reihe bringen und in einer Midlife-Crisis stecken, wollte er beweisen, dass er ein echter Mann war.

Roland schaut seinen Sohn an und wird plötzlich ganz klar. Er hat das Leben seines Sohnes aufs Spiel gesetzt. Sein eigenes Leben auch, aber das ist nicht so wichtig. Tränen der Wut mischen sich mit Tränen der Dankbarkeit. Gott sei Dank, es ist seinem Leon nichts passiert. Er schickt ein Stoßgebet zum Himmel, obwohl er gar nicht gläubig ist, zumindest nicht im herkömmlichen Sinn. Als er sich abstützen will, merkt er, dass er seinen rechten Arm nicht ordentlich bewegen kann. Die Schulter tut höllisch weh und ist quasi wie steif. Nun kommen noch Tränen des Schmerzes hinzu, und sein Sohn wird aufmerksam.

»Papa, was ist?«, fragt er besorgt.

»Leon, ich glaube, ich habe mir die Schulter ausgekugelt.«

Nachdem sie eine ganze Weile einfach dagesessen sind, merkt Roland, dass er sich etwas einfallen lassen muss, damit beide den Felsen wieder verlassen können. Die anderen, auch Eva, wissen ja nicht, dass er eigentlich nicht mehr in der Lage ist zu schwimmen – eigentlich. Doch Roland hat sich vorgenommen, ein echter Mann, ein Kerl zu sein. Wieder schaut er zum Himmel: »Bitte, du musst uns nochmals helfen. Ich verspreche, ich tue auch etwas für dich«, ist das Gebet, welches er nach oben sendet.

Vom Land her kommen wilde Zurufe und Tipps, an welcher Stelle sie den Felsen am besten verlassen können. Eva geht nervös hin und her. Könnte er sie deutlicher sehen, würde er bemerken, dass ihr Gesicht tränenüberströmt und ihr vor Angst ganz übel ist.

Langsam tastend schaffen sie es, den Felsen unbeschadet zu verlassen. Vom Strand rudert der Salvataccio ihnen mit einem Schlauchboot entgegen und nimmt Leon auf. Roland kann mit seiner defekten Schulter gar nicht in das Boot hineinkommen. Nachdem er zweimal hinuntergerutscht ist, lässt er es bleiben und schwimmt mit letzter Kraft an Land. Eva empfängt die beiden. Es ist ihr anzusehen, dass sie mit sich ringt, Roland anzuschreien. Das Gefühl der Dankbarkeit überwiegt jedoch. Schließlich liegen sich alle drei in den Armen.

Nach einer schlaflosen Nacht, in der Roland sich hin und her wälzt, weil er einfach keine Position findet, in der die Schulter nicht schmerzt, ist ihm klar, dass die Sache mit der Schulter ihn noch länger beschäftigen wird. Roland ist kein »Doktorgänger«. Er weiß, dass die Medizin in erster Linie Reparaturmedizin ist. Sie dient nicht der Gesunderhaltung der Menschen. Aus diesem Grund geht er nur im äußersten Notfall zu einem Arzt. So ist er auch jetzt davon überzeugt: »Das kann man wegtrainieren. Die Schulter ist bald wieder wie neu.«

Während der letzten Urlaubstage verhält er sich ruhig und bemüht sich, dass er mit Eva wieder ins Gespräch kommt. Zu Hause angekommen fängt er sogleich mit dem Training an. Langsam und vorsichtig und unter höllischen Schmerzen versucht er, einige Übungen zu machen.

Erst als nach über einem halben Jahr, etlichen Arztbesuchen und Physiotherapie die Schulter keinen Deut besser wird und einfach immer und ständig schmerzt, wird er unruhig. Ein Arzt, ein Spezialist, operiert ihn. Nach der OP sagt er zu ihm: »Diese Schulter können sie nicht mehr verwenden. Ich habe mein Bestes gegeben, aber sie haben so ziemlich alles gerissen. Das wird nicht mehr. Sie können ihre Frührente einreichen.«

Durch diese Ansage wird sein Seelenzustand nicht besser. Zum Glück weiß er, dass er wohl die Diagnose, jedoch nicht unbedingt die

Prognose annehmen muss. Auf gar keinen Fall wird er diese miserable Zukunftsweissagung annehmen. Das ist klar. Er ist auf Jobsuche. Damit sie über die Runden kommen, hat Eva wieder angefangen zu arbeiten. Nun ist er daheim und versorgt seinen Sohn, wenn dieser aus der Schule kommt. Das könnte ein ganz netter Zustand sein, wenn da nicht der permanenter Schmerz und die aufsteigende Resignation sowohl bezüglich der Schulter als auch bezüglich seines weiteren Lebens wären.

Yoga als Chance

Ein Osteopath bringt ihn auf den Gedanken, Yoga auszuprobieren. »Du solltest insgesamt beweglicher werden«, erklärt er ihm. Roland ist nicht wirklich überzeugt von diesem Gedanken.

»Yoga, da laufen doch die ganzen Frauen im Fitnessstudio hin. Die liegen auf den Matten und machen Dehnübungen«, mault er sogleich. »Das ist doch nichts für einen Kerl wie mich.« Jedoch möchte er nichts unversucht lassen, und so meldet er sich bei einem Yogakurs im Fitnessstudio an.

»Noch nie bin ich mir so fehl am Platz vorgekommen«, berichtet Roland seiner Frau nach der ersten Stunde. »Zwölf Frauen und ich dazwischen.«

Eva war sichtlich amüsiert. »Und, wirst du wieder hingehen?«

Roland geht wieder hin und noch ein weiteres Mal. Nach einigen Wochen merkt er, dass die Schulter gar nicht mehr so schmerzt – und er kann sie wieder bewegen und benutzen. Nachdem Roland nun zunehmend schmerzfreier wird, wird er auch albern und übermütig. Er findet nicht alles gut, was beim Yoga gemacht oder gesagt wird. So mag er es gar nicht, wenn die Spiritualität im Vordergrund steht. »Viele sind so damit beschäftigt, sich selbst zu finden, dass sie die Menschen um sich herum gar nicht bemerken. Nach ihnen kommt erst mal ganz lange nichts. Das spirituelle Getue nervt.«

Nachdem Roland tatsächlich schmerzfrei ist und diese Tatsache dem Yoga zuschreiben kann, wird sein Interesse geweckt, sich mehr und mehr mit der Yogapraxis zu beschäftigen.

Er muss zugeben, dass ihn Yoga insgesamt gelassener und ruhiger, irgendwie ausgeglichener und weiser gemacht hat.

Das gefällt ihm und auch seiner Frau. Sie hat wieder einen Partner an ihrer Seite, an den sie sich anlehnen mag und auch kann. Das sind alles positive Nebeneffekte des Yoga. Er nimmt sie gern mit. Allerdings: Roland beschäftigen immer ganz besonders die körperlichen Aspekte. »Das spirituelle Getue lasse ich weg.« Mit dieser Meinung macht er sich nicht nur Freunde. Er überwirft sich mit seiner Lehrerin so sehr, dass er sogar beschließt, selbst eine Yogalehrer-Ausbildung zu machen, um seine Interpretation des Yoga zu lehren.

»Für mich ist der Fitnessaspekt besonders wichtig. Ich bin heute viel beweglicher als Eva«, erklärt er mit einem verschmitzten Lächeln zu seiner Frau. Roland fängt an, Yogastunden zu geben. Er steigert sich richtig hinein. Planung, Musik, Asanas, alles muss stimmen und professionell sein. Rolands Yogastunden sind so beliebt, dass sie für Wochen ausgebucht sind.

»Ich unterrichte Yoga nur an Männer. Die Kombination Fitness und Yoga ist mega! Durch das Yoga erhalten die Muskeln und Bänder die nötige Flexibilität und durch das Fitnesstraining die notwendige Kraft.«

Roland hat nun seine Berufung gefunden. Er hat nicht danach gesucht und erst recht nicht erwartet, in dieser Ecke fündig zu werden, aber heute ist er glücklich und ausgeglichen – dank Yoga. Bei Roland erfahren Männer, wie sie die Asanas richtig ausführen, aber sie lernen auch, die schwierigsten Figuren an besonderen Orten zu machen. Legendär sind sein Kopfstand auf einem Surfbrett und seine Schraube auf einem Auto. Eine solche Kraft, Stärke und Flexibilität zu erlernen, das ist der Wunsch von vielen seiner Schüler. »Bei mir gibt es Yoga für richtige Männer«, pflegt Roland zu sagen. Nun hat er auch wieder eine Vision und einen Traum. Er träumt davon, Yoga »richtigen Männern« auf der ganzen Welt zu lehren. Gibt es einen besseren Grund, mit seiner Eva um den Globus zu reisen? Von wegen Midlife-Crisis, das war wohl eher eine Midlife-Chance!

Rolands Lieblingsasana

DER KOPFSTAND

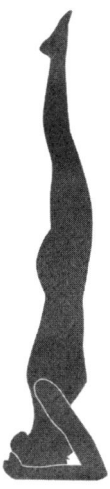

Der Kopfstand ist eine Herausforderung. Sie zu meistern erfüllt uns zu Recht mit Stolz und verleiht uns noch mehr Energie und Selbstbewusstsein. Es werden Glückshormone ausgeschüttet. Roland macht ihn sogar unter erschwerten Bedingungen auf dem Surfbrett.

DURCHFÜHRUNG

- 🌸 Um in die Stellung zum Kopfstand zu kommen, knie dich zunächst in die Mitte deiner Yogamatte. Die Zehen berühren sich, die Waden liegen nebeneinander.

- 🍀 Verflechte die Finger ineinander, und lege sie mit der Handinnenseite nach oben zeigend vor dich auf die Matte. Dann beuge deinen Oberkörper vor. Die Unterarme liegen auf dem Boden auf, die Ellbogen zeigen etwa im 45-Grad-Winkel nach außen.
- 🍀 Lege den Kopf anschließend mit der Kopfkrone auf den Boden, sodass deine Finger deinen Hinterkopf wie eine Krone umschließen.
- 🍀 Stelle die Füße auf, und strecke das Gesäß in Richtung Decke, bis du auf den Zehenspitzen stehst. Nun bewege deine Zehenspitzen so nah wie möglich an dein Gesicht heran.
- 🍀 Drücke die Ellbogen fest in den Boden.
- 🍀 Strecke als Nächstes eines deiner Beine nach oben. Der Fuß zeigt in Richtung Decke, bis du dich stabil fühlst.
- 🍀 Winkle nun das andere Bein an. Das Knie zieht dabei in Richtung Körper. Strecke es langsam nach oben, bis sich die Füße nebeneinander befinden.
- 🍀 Nun sollten deine Zehenspitzen in Richtung Decke zeigen und die Knie durchgestreckt sein. Nacken, Wirbelsäule, Becken und Beine bilden eine gerade Linie.
- 🍀 Bleibe für ein paar Atemzüge in dieser Position.
- 🍀 Zum Beenden winkle die Beine kontrolliert an. Nun berühren die Fersen das Gesäß, und du bewegst die Füße langsam in Richtung Boden und landest im Vierfüßlerstand.

Nach der Prostitution
Stefanies Leben geht weiter

Stefania – eigentlich Stefanie – liegt regungslos da. Sie lässt es geschehen. Ihr Geist ist nicht Teil ihres Körpers. Als gehöre er nicht zu ihr, ist er ein stiller Beobachter und schaut auf sie, wie sie daliegt, eigentlich wunderschön, wenn da nur nicht dieser … Freier wäre. Er macht sich an ihr zu schaffen, benutzt ihren Körper, um seine Gier zu befriedigen. Sie weiß genau: Wenn er geht, hat er seinen Kick erhalten, ist jedoch leerer als zuvor. Das, was er eigentlich braucht, findet er nicht bei ihr. Das kann er auch nicht erzwingen, nicht kaufen. Sie gibt ihm keinen Trost, keine Liebkosung und natürlich auch keine Liebe. Er ist ein armer Kerl, gebeutelt vom Leben. Er weiß nicht, dass er jeden Tag, nein, jede Minute die Wahl hat. Er glaubt, er ist in einer Tretmühle gefangen, und doch tritt er auf der Stelle.

Doch dieser Freier ist anders als die meisten anderen. Er ist aggressiv und brutal. Nie hätte sie daran gedacht, an so einen zu geraten. Olga hatte sie gewarnt. Damals hatte sie die Warnungen nicht ernst genommen.

»Ich bin schon ein großes Mädchen«, hatte sie ihr mit einem Augenzwinkern geantwortet.

»Wenn du Hilfe brauchst, rufst du mich. Verstanden?«, vergewisserte sich ihre Puffmutter. »Solche Arschlöcher brauchen wir hier nicht«, setzte sie noch hinzu. »Die fliegen bei uns raus und haben Hausverbot.«

Klar. Der Fall war abgeschlossen. Seitdem sie diesen Beruf ausübt und in Olgas Obhut ist, hat sie auch immer nur die Netten und Verklemmten gehabt. Es ist schon interessant, was sie so als Prostituierte erlebt. Natürlich ist sie in einer geregelten und geleiteten Welt.

Die Wohnung, in der die fünf Frauen arbeiten, ist tip top. Jede hat ihr eigenes Zimmer. Zu jedem Zimmer gehört ein Badezimmer. Die Freier wissen Bescheid: Als Erstes wird geduscht. Erst dann erscheint Stefania. Sie reden. Bei einigen bleibt es dabei. Die kommen nur zum Quatschen. Andere brauchen einfach nur ihre Umarmung. Sicher, die meisten wollen Sex, jedoch gar nichts Ausgefallenes. Sonderwünsche kosten extra. Sicher. Das sieht jeder ein. Ohne Gummi geht gar nichts.

Olga achtet sehr auf die Gesundheit ihrer Mädels. Jedes Quartal gehen sie zum Arzt. Die meisten ihrer Kolleginnen haben Stammkunden. Die wollen immer nur zu ihnen. Es ist fast schon wie in einer Ehe. Zwischendurch kommt mal der Wunsch nach einem Dreier. Ein Mal wurde Stefania hinzugenommen. Sie kam sich ziemlich unnütz vor. Aber okay!

Olga achtet darauf, dass Stefania täglich mindestens zwei Freier bekommt. Für manche ist es besonders toll, einen Frischling zu haben. Aber nun, nun sitzt sie in der Klemme. Hilfe, ja, die wäre jetzt ganz gut. Nur: Stefania kann gar nicht rufen. Der Freier hält ihren

Hals im Würgegriff. Sie kann keinen Laut herausquetschen. Stefania hat Todesangst, und der Kerl findet das gut. Es törnt ihn an. Es macht ihn geil. Er macht es nicht zum ersten Mal. Nur ist es zu spät, als sie merkt, was er vorhat. Er spricht nicht, drückt sie gleich brutal aufs Bett. Er weiß genau, wie er vorgehen muss, um ihr keine Verletzungen zuzufügen, zumindest keine äußeren Verletzungen, die sofort sichtbar wären. Und er weiß, wie er sie packen muss, damit sie wie ein Käfer da liegt, ohne sich wehren zu können. Natürlich hält er sich auch sonst an keine Abmachung. Der obligatorische Gummi liegt ungeöffnet da.

Als er geht, geht er leise und hinterlässt eine gebrochene Frau.

Nichts ist, wie es vorher war

Stefanie wacht schweißgebadet auf. Es ist nicht das erste Mal, dass sie diesen Tag wiedererleben musste, und sie ahnt, dass es nicht das letzte Mal war. Nun ist es bereits mehrere Jahre her, dass sie als Prostituierte gearbeitet hat. Trotzdem ist es an manchen Tagen, als wäre es gestern gewesen. Es ist nicht so, dass sie damals viel gelitten hätte, gar nicht. Es war eigentlich eine sehr schöne Zeit. Sie hat viel erlebt. Jeder Tag war anders. Jeder Tag war eine Herausforderung. Das älteste Gewerbe aller Zeiten hatte sie schon immer interessiert. Es hatte sie keiner gezwungen. Sie hat es ganz freiwillig gemacht. Sicher, sie hatte sich für die Light-Version entschieden.

Sie hat immer in einer Wohnung gearbeitet. Für die Frauen dort war es eine Arbeitsstelle wie jede andere. Wie in einer Bank gab es auch bei ihnen eine Arbeitskleidung, feste Arbeitszeiten und eine Pausenregelung. Manche der Frauen hatten eine Familie, die nichts von ihrer Tätigkeit wusste. Nun, ihre eigene ging davon aus, dass sie studierte. In gewisser Weise tat sie das ja auch. Sie studierte das Verhalten der Freier.

Als Erstes gab sie sich einen Künstlernamen. Aus Stefanie wurde Stefania. Im Gegensatz zu Stefanie kannte Stefania ihren Preis. Bei ihr ging nichts ohne ihr Einverständnis. Diskussionen gab es keine. Wenn doch ein Freier anfing, mit ihr über Geld diskutieren zu wollen, war die »Sitzung« zu Ende. Der Freier war ihr ausgeliefert. Natürlich nutzte sie das nie aus. Eigentlich taten sie ihr leid, die Männer, auf die daheim Frau und Kinder warteten. Männer, die so eingeschüchtert waren, dass sie keiner Frau in die Augen schauen konnten, Männer, die Angst vor Frauen hatten, und Männer, die einfach keinen Menschen hatten, der ihnen zuhören wollte. Sie war alles für ihre Kunden: Nutte, Freundin, Mutter und Heilige.

In den drei Jahren Prostitution hatte sie viel über ihren eigenen Körper gelernt. Sie hatte viel über die Gier, über Abhängigkeit und das Verhalten der Männer gelernt. Auf eine Erfahrung hätte sie allerdings gern verzichtet: die Vergewaltigung. Danach war nichts mehr, wie es vorher war. Sie hatte ständig Angst, wieder an einen solchen Kerl zu geraten. Einige Wochen danach hörte sie auf. Sie war nur noch ein Schatten ihrer selbst. Es war, als hätte der Kerl ihre Seele geraubt.

Als Stefania damals, nach der Vergewaltigung, entdeckt wurde, war Olga entsetzt. Stefania lag regungslos da. Die Augen hatte sie weit geöffnet. Sie schaute starr zur Decke. Stefania war nicht anwesend. Sie hatte ihren Körper verlassen. Zu schmerzlich war das, was sie gerade erlebt hatte. Olga und ihre Kolleginnen badeten sie, und Olga brachte sie nach Hause. Aus eigener schmerzlicher Erfahrung wusste Olga, dass das Schlimmste die Einsamkeit ist. Sie blieb zwei Tage bei ihr. Dann hatte sie den Eindruck, dass Stefanie gefestigt genug war, um allein zu bleiben.

Zwei Wochen lang verließ Stefania ihre Wohnung nicht. Ihre Arbeitskolleginnen kamen und wollten sie auf andere Gedanken bringen. »Du darfst es nicht zulassen, dass ein Freier Herr über deine Gefühle wird«, erläuterte ihr Vicky. »Lass dir nie anmerken, dass er dich verletzt oder deine Seele berührt.« Stefanie hat viel von ihren treuen Kolleginnen gelernt. Sie haben sie wie eine Schwester beschützt. Nun wurde es Zeit, Stefania abzulegen und Stefanie zu werden.

Zurück zu Stefanie

Als Stefanie ist das Leben plötzlich viel schwieriger, viel komplexer. In der »wirklichen« Welt gehen die Menschen nicht so ehrlich miteinander um. Frauen und Männer missverstehen sich, weil sie zu viel voneinander fordern und zu kompliziert und unehrlich miteinander und auch mit sich selbst sind. Ein Freier wusste immer, dass jeder Sonderwunsch eine zusätzliche Geldausgabe war. Er konnte sich für oder gegen die Leistung entscheiden. Wie aber ist es in einer Beziehung? Wer entscheidet, welchen Preis eine Leistung hat? Wird der Preis besprochen und gehandelt? Meist gehen Ehen auseinander, weil beide Ehepartner unterschiedliche Ansichten und unterschiedliche Voraussetzungen mitbringen.

Du bist dazu da, um mich glücklich zu machen, ist die meist verbreitete Meinung. Kein Wunder, wenn Ehen auseinanderbrechen und die Männer zu Freiern werden und nach klaren Regeln, die eingehalten werden, suchen. Meist sind es die Krisen, die uns weiterbringen. Ein Leben ohne Krisen ist ein Leben ohne Höhen und Tiefen – ist kein Leben.

Das, was wir meist als eine Krise bezeichnen, ist in Wirklichkeit eine Chance. Es handelt sich immer um Zeichen unseres Schicksals, des Universums, Gottes. Wir können es bezeichnen, wie wir wollen: Es sind Zeichen, die uns einen neuen Weg, eine neue Tür weisen.

Wenn wir die Zeichen nicht sehen oder nicht deuten können, erhalten wir neue Zeichen, bis wir sie endlich nicht übersehen können. Lustigerweise stellen wir uns ein gutes Leben wie einen ewig dauernden Sonnenschein vor. Ein solches Leben wäre unfassbar langweilig und eintönig und letztendlich auch sinnlos. Das bedeutet jedoch nicht, dass ein glückliches Leben ein krisenreiches Leben sein muss. Je nachdem, wie gut wir darin sind, die Zeichen zu deuten, sind wir in der Lage, unser Leben und auch unsere Gesundheit zu lenken und zu steuern. Diese Fähigkeit zu lehren, ist nun die neue Aufgabe von Stefanie. Nach den Erfahrungen in der Prostitution hat Stefanie sich das Ziel gesetzt, andere – und deren Beziehungen – zu retten.

Beziehungen verstehen lernen

Wenn Frauen und Männer besser miteinander kommunizieren, dann funktioniert ihre Beziehung auch besser. Das Problem, welches Stefanie erkannt hatte, ist: Weder Frauen noch Männer kennen sich selbst und ihren eigenen Körper gut genug. Wie sollen sie dem anderen sagen können, was sie wollen, was ihnen guttut? Sie wissen es ja selbst noch nicht einmal! Unter diesen Umständen ist keiner in der Lage, sich auf den anderen wirklich und bedingungslos einzulassen.

Ihre eigene Vergewaltigung kann Stefanie erst verarbeiten, weil sie sie immer wieder durchlebt. Sie betrachtet dabei die Szene aus unterschiedlichen Perspektiven. Was ist wahr? Gibt es die Wahrheit? Wie war es wirklich? Was hat sie erlebt? Was hat sie im Kopf behalten? Stefanie hat während ihrer Prostitution erlebt, wie wichtig es ist, wirklich ehrlich mit sich selbst zu sein. Dies ist gar nicht selbstverständlich und oft sogar schmerzlich. Wenn wir bei uns sind, fällt es uns leichter, in uns hineinzuhören.

Leider sind viele von uns die meiste Zeit nicht bei sich. Die meisten Menschen sind überall, nur nicht dort, wo sich ihr Körper gerade befindet.

Sie sitzen mit einer Freundin im Café und denken schon daran, was sie im Anschluss erledigen müssen. Sie stehen in einer Warteschlange an der Kasse und tippen in ihrem Handy.

Wir haben es verlernt, bei uns zu bleiben. Unsere Umwelt ist oft so laut, dass wir unsere eigene Stimme nicht mehr hören können. Uns allen ist klar, dass wir einen anderen Menschen nur auf die Stufe ziehen können, auf der wir selbst schon stehen, oder in das Boot, in dem wir selbst schon sitzen. Wie jedoch wollen wir einem Menschen etwas von uns geben, was wir selbst noch gar nicht kennen? Noch schlimmer ist: Wie wollen wir von einem Menschen erwarten, dass er uns liebt, wenn wir es selbst noch nicht einmal tun? Wen oder was soll dieser Mensch lieben? Somit hat Liebe ganz viel mit Selbstliebe zu tun.

Wenn du nicht in der Lage bist, dich zu lieben, kann auch dein Partner nicht in der Lage dazu sein. Selbstliebe und Selbstachtung sind demnach die Grundvoraussetzungen für eine erfüllte Liebe.

Seltsam, dass Stefanie dies ausgerechnet im Puff lernen musste. Stefanies jetzige Aufgabe ist, diese Erkenntnis anderen Frauen beizubringen. Durch verschiedene Techniken hilft sie den Frauen, zunächst sich selbst kennen- und dann lieben zu lernen. Das fängt beim Körper an und endet auch dort, denn »Du bist nicht deine Gedanken«, weiß sie heute. Jeder von uns kann jede Minute selbst bestimmen, was er denkt. Unsere Gedanken spielen sich oft auf und lassen uns glauben, etwas wäre so oder anders. Unser Körper jedoch ist viel schlauer und reifer. Er ist viel weiser. Jedoch haben wir verlernt, auf seine Signale zu achten.

Dem Körper vertrauen

»Was sagt dein Bauch?« Diesen Ausdruck kennen wir zu gut. Nur: Wie macht man das, »auf den Bauch hören«?
Die klare Antwort: durch Meditation. Durch Meditation können wir unsere innere Quelle anpumpen. Nur wenn wir selbst tief in uns

hineinblicken und uns annehmen, wie wir sind, erkennen wir unsere Schönheit. Wir bekommen Klarheit und Energie, die uns sonst verborgen bleiben.

Durch Meditation hat Stefanie ihre schlimmsten Stunden überwunden. Unser Bauchgefühl ist deswegen so viel schlauer als unser Kopf, weil der Bauch (eigentlich der Darm) von Beginn an minütlich Unmengen an Informationen erhält. Aus diesem Grund haben wir auch Bauchschmerzen, wenn wir etwas Unbequemes oder Schlimmes erwarten. Unser Bauch warnt uns bereits lange, bevor wir wissen, was Sache ist.

Den Zugang zu ihrem Körper hat Stefanie bekommen. Sie kann ihren Kopf, ihre Gedanken ausschalten und sich ganz auf ihren Körper konzentrieren. Diese Technik ermöglicht es ihr, sich ganz auf andere Frauen einzulassen, mit ihnen zu singen oder zu tanzen oder auch mit ihnen zu weinen. In Meditationssitzungen kann so allerhand zum Vorschein kommen. Das ist gut so, denn erst dann kann es verarbeitet werden. Bei Stefanie ist eine Meditationssitzung keine Sitzung, die leise ist. Sie kann durchaus sehr impulsiv und laut sein. Die Schüttelmeditation zur Musik oder die Lachmeditation sind wunderbar lösend. Für Stefanie gehört die Schüttelmeditation deswegen zur Morgenroutine. Durch das Ausschütteln ihrer Glieder macht sie sich locker und frei vom Geist.

In ihren Kursen wird gelacht und getanzt. Nachdem sie einen steinigen Weg gegangen ist, den sie sich sicher selbst auferlegt hatte, hat Stefanie nun ihre Mission gefunden: Indem sie anderen hilft, ihren Körper besser kennenzulernen, hilft sie ihnen, sich selbst besser zu verstehen und letztlich zu lieben. Nur wenn wir unseren Körper kennen und lieben, sind wir auch in der Lage, unser Sexualität zu genießen. Dieser Genuss sollte nicht einigen wenigen vorenthalten sein oder hinter verschlossenen Türen stattfinden, auch nicht tabuisiert werden. Nein, dieser Genuss gehört zu unserem Wesen und somit zu unserem Leben dazu. Hinzu kommt, dass Sexualität viele Gesichter besitzt. Manchmal hat es viel mehr mit Sexualität zu tun, wenn ein älteres Ehepaar die Hand des anderen liebevoll liebkost, als wenn andere den Akt im Bett vollziehen.

Stefanie hilft den Menschen nun, in ihre eigene Lebenskraft zu kommen. Sie kann sich keine schönere Aufgabe vorstellen. Das ist etwas, wofür sie gern brennt und losrennt.

Yoga und Meditation gehören dazu wie die Luft zum Atmen. Dabei gibt es keine Einschränkungen. Gut ist, was ehrlich ist und hilft. Schließlich geht es für jeden darum, sein innerstes Geheimnis zu lüften und zu ehren.

Nur wenn wir in unserer ganz eigenen inneren Kraft sind, sind wir wirklich glücklich und tragen zu einer guten Beziehung bei.

Stefanies Lieblingsasana

DER ENGEL

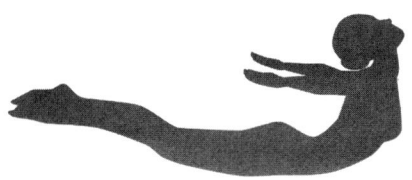

Diese Übung gibt Stefanie das Gefühl zu fliegen und stärkt das Selbstbewusstsein.

DURCHFÜHRUNG

- Lege dich gerade auf einer angenehmen Unterfläche auf den Bauch.
- Atme ruhig ein und aus.
- Beim nächsten Ausatmen hebst du gleichzeitig beide Arme und Beine vom Boden in die Höhe, gerade so hoch, wie du es kannst. Halte diese Spannung für zehn bis dreißig Sekunden.
- Dann lasse die Arme und Beine kontrolliert zu Boden sinken.
- Nachdem du tief eingeatmet hast, hebe beim nächsten Ausatmen wieder beide Arme und Beine hoch.

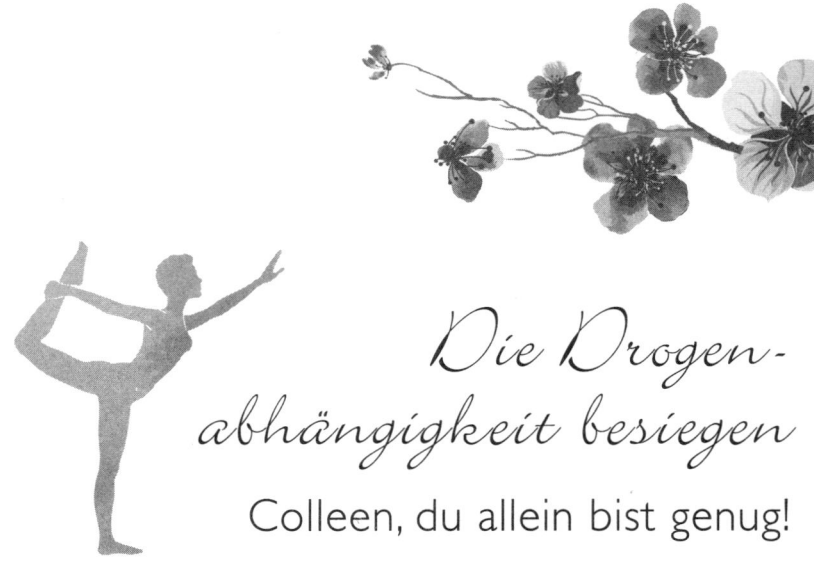

Die Drogenabhängigkeit besiegen
Colleen, du allein bist genug!

Tränenüberströmt läuft Colleen durch die Straßen. Sie weiß nicht, wohin. Sie weiß nicht, wie lange sie schon so unterwegs ist. Sie rennt immer weiter. Sie rennt, als ginge es um ihr Leben, und genau genommen ist es auch so. Sie rennt davon. Colleen läuft ihrem Vater davon. Er hat es nämlich wieder getan. Er hatte versprochen, es nicht mehr zu tun. Aber er hat sie wieder angefasst. Immer wenn er Alkohol trank, wurde er unberechenbar. Sie fühlt sich verraten – verraten und allein. Für Colleen steht fest: Sie kann nie wieder nach Hause. Sie weint. Sie weint ihretwegen, und sie weint wegen ihrer Mutter. Ihre Mutter ist eine liebevolle, aber sehr schwache Person. Es hat Zeiten gegeben, in denen sie Colleen all die Schuld gab für das, was in ihrem Leben nicht gut lief – und natürlich für das Verhalten ihres Vaters. Als könne ihre Mutter ähnlich wie ein Übermensch alles kontrollieren. Jetzt weiß sie: Ihre Mutter kann sie einfach nicht schützen. Sie würde es noch nicht einmal glauben. Colleen hatte schon mehrere Versuche unternommen, um ihrer Mutter vorsichtig beizubringen, dass ihr Vater sich an ihr vergeht. Es ist, als blende ihre Mutter alles aus, was nicht sein darf. Es ist, als lebe ihre Mutter in einer heilen Welt, die es so nicht gibt. Manchmal beneidet Colleen ihre Mutter um diese Eigenschaft.

Wenn sie alles ausblenden könnte, was sie nicht sehen und nicht wissen will, würde es ihr so viel besser gehen. Welch ein schönes Leben könnte sie dann führen. Wäre das Leben dann echt? Oder wäre es erlogen? Gibt es überhaupt »echtes Leben«? Und was ist überhaupt echt und real? Eines weiß Colleen mit Sicherheit: Sie weiß, es bricht ihrer Mutter das Herz, wenn sie nicht wiederkommt. Das macht sie noch trauriger, trauriger und wütender. Irgendwann hält sie an und sackt in sich zusammen. Sie fällt in einen wüsten, unruhigen Schlaf.

»Prinzessin, du bist ja ganz kalt.« Eine raue Hand streicht über ihre Wange. Augenblicklich wird Colleen wach. Sie liegt auf einer Parkbank. Langsam öffnet sie ihre verquollenen Augen. Sie schmerzen. Sie schmerzen noch mehr, wenn sie ins Licht schaut. Es muss gegen sechs Uhr sein. Die Sonne geht gerade auf, und die Nacht ist vorbei. Es war eine Schreckensnacht. Leider nicht die erste. Irgendwie häufen sich diese Nächte in letzter Zeit. Nur: Dieses Mal war es anders: Ganz langsam kommt ihre Erinnerung wieder. Sie ist von zu Hause fortgelaufen, weil ihr Vater sich zum wiederholten Mal an ihr vergehen wollte. Weil sie sich das letzte Mal geschworen hatte wegzulaufen, wenn es noch einmal passieren sollte, hatte sie das jetzt tun müssen. Tief in ihr drin schlummert noch ein kleines Quäntchen Selbstliebe und Selbstachtung, und dieses wollte sie bewahren. Sie schaut den Mann an, der ihr eine Flasche reicht.

»Hier, trink einen Schluck, ist gutes Zeug.«

Mit der Hoffnung, dadurch würde es ihr etwas wärmer, nimmt sie das Angebot tatsächlich an und trinkt einen großen Schluck von dem Gesöff. Sie muss fast würgen und es beinahe wieder ausspucken, aber sie schluckt es tapfer hinunter. Noch nie hat sie etwas derartig Ekeliges getrunken. Sie vermutet, dass es purer Alkohol ist. Auf jeden Fall wird ihr schlagartig ganz anders. Nein, es ist kein Schwips, wie sie ihn von Partys her kennt. Ein Schwips ist ganz nett. Man muss kichern und ist albern. Die Welt ist bunter und fröhlicher. Man fühlt sich beschwingt. So ist das Gefühl jetzt auf gar keinen Fall. Eher im Gegenteil: Sie fühlt sich wie benommen. Ihr Kopf ist ganz dumpf und wie in Watte gepackt. Sie kann nicht mehr gut hören, und auch die Augen haben Probleme mit dem Scharfstellen. Ihre Hände und Arme sind ganz schwer. Sie kann sich kaum bewegen. Der Typ starrt sie an. Er ist ihr total unangenehm, aber sie kann gar nicht weggehen. Ihre Gliedmaßen versagen ihr den Dienst. So muss sie es hinnehmen, dass er sich dazulegt und sie gemeinsam mit einer Decke, die Colleen nicht mal für einen Hund nehmen würde, zudeckt. Als sie aufwacht, befinden sich noch mehr solche Typen um sie herum. Manche spritzen sich eine Flüssigkeit in den Arm. Andere tauschen verschiedene Pillen und tuscheln ganz geheimnisvoll.

Weg, nur weg!

Plötzlich wird sie gemustert. »Na, Süße, das war wohl deine erste Nacht auf der Straße, was? Was darf ich dir denn zum Frühstück anbieten?« Schallendes Gelächter folgt. Colleen schaut auf den Boden und stammelt etwas, was sie selbst nicht verstehen kann. Ihre Zunge ist noch nicht ganz da. Sie muss hier weg. Sie will endlich aufstehen, aufstehen und gehen. Nach einer gefühlten Ewigkeit gelingt ihr das auch. Nur: Wohin?

Da fällt ihr ihre Oma ein, ihr Omchen, wie sie sie liebevoll nennt. Omchen wohnt 600 Kilometer entfernt, aber was macht das schon. Sie will da hin. Das ist der einzige Ort auf der Welt, an dem sie angenommen wird. Mit geschlossenen Augen stellt sie sich vor, wie sie bei Omchen auf der Veranda sitzt. Sie sitzt auf einem der Schaukelstühle und trinkt Kakao, heißen, süßen Kakao.

»Engelchen, du allein bist genug. Ich brauche nichts weiter«, hat Omchen immer gesagt, wenn Colleen sie gefragt hatte, was sie für sie tun könne. Allein der Gedanke an ihre Oma treibt ihr Tränen ins Gesicht, und ihr wird ganz warm. Warum hat sie nicht gleich daran gedacht, zu Omchen zu ziehen? Sie kann sich selbst gar nicht verstehen. Nun aber ist sie ganz beflügelt von dem Gedanken, ein Ziel zu haben und vor allem einen Menschen, der sie liebt und so annimmt, wie sie ist. Sie läuft nach Hause. Um diese Zeit sind ihre Eltern nicht da, nur ihr großer Bruder wird daheim rumlungern. Er ist siebzehn und in letzter Zeit mehr daheim als in der Schule. Mutter merkt es nicht einmal. Sie kann es also riskieren. Als sie jedoch zu Hause ankommt, traut sie ihren Augen kaum: Vor dem Reihenhäuschen stehen zwei Polizeiwagen, und die Haustür ist offen. Colleen geht vorsichtig hinein und sieht, wie ihre Mutter zusammengekauert auf dem Sofa zwischen unzähligen Kissen sitzt und weint. Ihr großer Bruder ist auch da. Er starrt sie regungslos und emotionslos an. So eine Aufregung wegen einer Nacht, die sie nicht zu Hause verbracht hat?! Colleen ist entsetzt und beeindruckt.

Dann jedoch erfährt sie, dass gar nicht sie der Grund des Polizeiaufgebots ist, sondern ihr Vater: Er hat einen Autounfall gehabt. »Tödlich verunglückt!«

Diese Worte sollten sie noch lange Jahre begleiten und in mancher Nacht aufschrecken lassen. Mit einem Mal fühlt sie sich schuldig. Warum war ihr Vater so spät noch unterwegs? Hat er sie etwa gesucht? War am Ende sie schuld daran, dass er verunglückt ist – »tödlich verunglückt!«

Alles ganz anders

An diesem Tag und in den folgenden Wochen ändert sich das Leben für Colleen und ihre Mutter sowie für ihre zwei Brüder schlagartig. Gut, sie ist ein Problem los: Ihr Vater wird sie jetzt nicht mehr belästigen. Sie kann zu Hause bleiben, muss nicht mehr weglaufen. Nur: Ihr Zuhause gibt es nicht mehr. Ihre Mutter muss mit den Kindern das Haus verlassen, denn sie kann die Raten für die Bank nicht mehr bezahlen. Ihr Vater hat für die Familie doch nicht so gut vorgesorgt, wie die Mutter immer angenommen hatte.

In den Folgejahren leben sie zu viert in einer Zweizimmerwohnung. Colleen hasst diese Zeit. Sie hasst es, nach Hause zu kommen und ihre Mutter alkoholisiert und abwesend vorzufinden. Diese starrt meist aus dem Fenster oder verbringt den Tag gleich im Bett. Manchmal haben sie zwielichtige Besucher. Wenn einer von denen aufkreuzt, taucht Colleen gleich unter. Sie will die Kerle nicht sehen, und sie will von ihnen nicht gesehen werden. Sie leben von Sozialhilfe. Warum ihre Mutter nicht arbeitet, weiß sie nicht.

Ein Gespräch über dieses Thema ist jedoch nicht möglich. Ihre Mutter gehört zu den Frauen, die meinen, es müsse sich immer ein Mann um sie kümmern. Sie sind ihnen auf Gedeih und Verderb ausgeliefert. Zu ihren Brüdern hat Colleen fast keinen Kontakt, und es bricht ihr das Herz. Besonders zu ihrem kleinen Bruder hatte sie immer ein gutes Verhältnis. Er ist zwei Jahre jünger und hing immer an ihr. Sie haben oft Basketball gespielt und rumgealbert. Seitdem der Vater tot ist, ist aber ihr Bruder sehr schweigsam geworden und lässt sich, ebenso wie sie selbst, kaum blicken. Es scheint, dass jedes Familienmitglied auf einer einsamen Insel lebt. Alle Kommunikationsstraßen sind verschüttet. Jeder spricht eine andere Sprache und lebt in seinem eigenen Universum. Die Stimmung ist stets gedrückt. Deswegen bleibt Colleen die meiste Zeit auf der Straße.

Flucht in die Drogen

Meist hängt sie mit ihren Freunden ab. Sie lernt alle möglichen Drogen kennen. Schon mit sechzehn nimmt sie regelmäßig Marihuana. Es folgen Haschisch und Alkohol. Drogen werden zu Colleens Zuflucht und Befreiung. Es ist eine Flucht vor der Wirklichkeit und eine Hilfe, den tristen Tag zu überleben. Manche von ihren Freunden nehmen Drogen, um high zu sein und Glücksgefühle zu erleben. Colleen dagegen nimmt die ein, die sie runterbringen und dämpfen. Heute weiß Colleen, dass sie hypersensibel ist und die Drogen ihr lange Zeit geholfen haben, diese Sensibilität zu reduzieren, die Intensität der Gefühle zu senken. Die Drogen haben sie im wahrsten Sinne des Wortes in Watte gepackt und ihr die Wirklichkeit vernebelt.

Die sogenannte Realität beschäftigt sie ihr ganzes Leben lang. Was ist wirklich real? Was ist jetzt und was ist morgen oder war gestern? Oft weiß sie nicht, ob sie etwas wirklich erlebt hat, es gedacht oder geträumt oder ob ihr jemand eine Geschichte erzählt hat. Gedanken, Träume und die Realität verschwimmen miteinander. Wer will wissen und sagen, was gerade real ist? Ist es nicht so, dass wir immer in verschiedenen Welten, verschiedenen Dimensionen leben? Schon allein die Tatsache, dass wir an einem Ort stehen können und unsere Stimme oder unser Bild an einem anderen Ort der Erde sein kann, ist ein Beweis dafür, dass wir an unterschiedlichen Orten gleichzeitig existieren. Und was ist mit unseren Gedanken? Wo befinden sie sich? Mit unseren Gedanken können wir Welten erschaffen. Wir können unsere Gedanken nicht sehen und nicht anfassen, und dennoch sind sie da. Und schließlich beginnt alles mit einem Gedanken.

Du machst das schon!

Colleen liebt es zu meditieren. Sie nennt es nicht so, aber es handelt sich um Meditation. Meditation ist der Zustand, während dem wir mit unserem Innersten, mit unserem Selbst kommunizieren. Wir verbinden uns mit unseren Wurzeln. Das ist ein unfassbar schöner Zustand, fast wie Trance. Es ist, als würden wir Energie tanken, als würden uns unsichtbare Wurzeln nähren. Leitungen aus dem Universum gelangen zu uns und geben uns alles, was wir brauchen. In diesem Zustand gibt es kein Leid, keinen Schmerz und keine Gewalt. Colleen ist ganz süchtig nach diesem Zustand. Sicher, am Anfang kann sie ihn nur erreichen, wenn sie Drogen nimmt. Sie ist eine Süchtige, eine

Süchtige nach dem Trancezustand. Wenn sie etwas einwirft, dauert es nicht lange, und sie ist in einer vollkommenen Welt. In dieser Welt ist sie glücklich. Es gibt keine Scham und keine Schuld. Es gibt nur das Gute. Sie selbst ist vom Guten erfüllt. Sie ist stark und frei. Natürlich kann sie mit den Drogen nicht aufhören. Warum denn auch? Sie ist glücklich mit ihnen. Die Drogen transportieren sie in eine andere Welt, in eine bessere Welt. Von dort möchte sie eigentlich gar nicht mehr weg. Erst viel später, als sie merkt, dass Drogen Freundschaften zerstören können und ihren Körper angreifen, fasst sie den Entschluss, damit aufzuhören. Zu dem Zeitpunkt ist es schon fast zu spät.

Omchen ist tot. Als Colleen vom Tod ihrer Oma erfährt, bleibt die Welt stehen. Dies ist noch 1000-mal schlimmer als »Tödlich verunglückt«. Tagelang ist Colleen auf Drogen und nicht ansprechbar. Sicher, ihre Oma war zweiundneunzig Jahre alt. In dem Alter darf ein Mensch sterben, und seine Familie muss damit rechnen. Colleen hatte eine besondere Bindung zu ihrer Oma. Noch heute hat sie oft den Eindruck, dass sie über sie wacht. Ihre Oma war eine sehr tapfere Frau. Sie war eine Frau, die wenig Worte gebrauchte. Sie hörte mehr zu. Ihr Zuhören jedoch war so aktiv, dass Colleen immer spüren konnte, wie eine Last von ihr weggenommen wurde, allein dadurch, dass sie ihrer Oma etwas erzählte. Obwohl ihre Oma kein leichtes Leben hatte und viele Entbehrungen hinnehmen musste, war sie immer positiv. Sie hatte immer ein liebevolles Lächeln für ihre Mitmenschen und ein offenes Ohr für ihre Nöte. Omchen tat alles für ihre Familie. Sie lebte für sie. Ihren eigenen Mann verlor sie ganz früh. Sein Foto schaute sie jeden Tag an. Er war ihre große Liebe.

Colleen konnte ihrer Oma alles erzählen. Nie wurde sie geschimpft oder gescholten, nie besserwisserisch zurechtgewiesen. Am Ende hatte

Omchen immer einen Satz: »Du machst das schon.« Dieser Satz bedeutete alles für Colleen. Es war der Ausdruck des Glaubens, der Hoffnung und der Liebe, die ihre Oma ihr gegenüber hatte. Dieser Satz verlieh Colleen Flügel. Nachdem ein Gespräch mit Omchen mit diesem Satz geendet hatte, wusste Colleen: Egal, was passiert, ihre Oma glaubte an sie, und sie wusste: »Sie macht das schon.«

Als Colleens Oma beerdigt wurde, war Colleen achtzehn Jahre alt. Es war Zeit, das »Elternhaus« nun endgültig zu verlassen. Auf einem Festival lernt Colleen ihren Freund kennen. Gemeinsam brechen sie auf, um die Welt zu entdecken. Als Backpacker ziehen sie los. Alles, was sie haben, steckt in ihren Rucksäcken. Es ist ein seltsames Gefühl. Es hat jedoch viel Befreiendes. Man kann schneller aufbrechen, wenn man nicht so viel hat, und man merkt, dass man eigentlich gar nicht so viel benötigt.

In Indien fühlt sich Colleen besonders wohl. Es wird ihr zur Heimat. Die Menschen sitzen in den Tempeln und sind abwesend. Ihr Körper ist da, ihr Geist jedoch ist weit weg. Sie meditieren. Colleen ist fasziniert davon. Sie bleibt auch in einem Tempel sitzen, stundenlang. Es kommt ihr fast wie ein ganzer Tag vor. Am nächsten Tag kommt sie wieder und bleibt wieder den ganzen Tag. Sie ist fast süchtig nach den Gerüchen, dem Weihrauch, den Gesängen und der Art, wie die Menschen einander begegnen. Es gefällt ihr sehr gut, dass dort die Meditation ganz öffentlich betrieben wird. Sie lässt sich sogar in verschiedene Meditationstechniken einweisen. Sie bleibt länger. Ihr Freund reist vorher ab. Aber das ist ihr egal. Sie hat nun eine neue Liebe gefunden. Colleen hat die Liebe ihres Lebens gefunden: Yoga und Meditation in ihrer höchsten Form. Sehr, sehr ungern reißt sie sich nach neun Monaten los von den wunderbaren Tempeln und Göttern. Dieses Land fasziniert sie so sehr, dass sie mehrfach hinreist. Die Beziehung zu ihrem damaligen Freund ist vorbei, aber das Land hat sie ins Herz geschlossen. Wieder zu Hause angekommen erleidet sie einen Kulturschock. Das ist jedoch nicht so schlimm, denn Colleen hat jetzt eine Vision. Sie hat eine Aufgabe. Die Aufgabe ihres Lebens ist: Den Menschen die Yogapraxis beizubringen. Colleen denkt nie daran, einen »ordentlichen« Beruf zu erlernen und einen Nine-to-five-Job anzunehmen. Familie und Kinder sind ebenso kein Thema. Sie möchte leben. Sie möchte leben und schauen, was das Leben mit ihr vorhat. Ihr Omchen hat ihr das nötige Urvertrauen mitgegeben. »Du machst das schon« sind die Worte, die sie sich immer wieder sagt, wenn sie nicht weiterweiß.

Anderen ins Leben helfen

So setzt sie dann auch einen Fuß vor den nächsten und kommt langsam aber sicher voran. Voran? Wohin sollte es denn eigentlich gehen? Durch die Yogapraxis hat Colleen gelernt, ihre Gefühle besser zu deuten. Sie weiß, dass sie nicht jedem Gefühl nachgehen muss. Sie weiß auch, dass jedes Gefühl vorüberzieht und vor allem: Sie weiß, dass sie nicht jedem Gefühl Glauben schenken muss. Colleen hat sich eine Morgenroutine angeeignet: Sie betreibt jeden Morgen Seelenhygiene. Ihre Seelenhygiene ist ihr viel wichtiger als Make-up. Colleen macht keine großen Pläne. Sie hat nur ihre Vision: Colleen möchte jungen Frauen helfen, mit ihrem Leben besser zurechtzukommen. Sie möchte verhindern, dass andere Frauen das erleben und durchleben, was sie erlebt hat. Und Colleen möchte zeigen, dass es möglich ist, sich mit sich selbst zu verbinden – ohne Drogen.

Du brauchst keine Drogen, um mit dir in Kontakt zu treten. Du bist dein eigenes Licht und deine eigene Sonne. Du kannst jederzeit deine Wurzeln ausbreiten und auftanken.

»Wenn du Yoga betreibst, dann begibst du dich auf eine Reise zum inneren Frieden und zu deiner eigenen Freiheit«, sagt Colleen und ihre Gesichtszüge zeigen, dass sie diese Reise sehr genießt. Wenn Colleen Yoga macht, ist sie zu Hause. Ihre Heimat ist kein Land, kein Haus und keine Farbe. Ihre Heimat ist sie selbst. Als wenn das nicht ausreichen würde, kommt noch hinzu: »Yoga hilft mir, meinen Körper gesund und straff zu halten. Ich gehe gerade und stolz durch die Welt.«

Früher hast du einen Yogi daran erkannt, dass er eine zerbeulte Hose trug und lange Haare hatte. Meist war er zudem auch noch etwas schmutzig, nach dem Motto: »Die weltlichen Dinge berühren mich nicht und sind mir nicht so wichtig.«

Heute kann jeder Mensch ein Yogi sein. Du erkennst ihn nicht mehr auf den ersten Blick. Es können die Studentin, die Hausfrau und der Manager sein.

In Colleens Augen gehören alle Yogis einer gemeinsamen Community an. Der Yoga-Community. Diese Community ist sehr groß und sehr mächtig, und sie ist stolz, ein Teil davon zu sein. Colleen hat nun ihre Familie gefunden: Es ist die Yogi-Community auf der ganzen

Welt. Gleichermaßen ist die ganze Welt Colleens Familie geworden. Das ist ein unsagbar schönes Gefühl. Sie ist nie allein und nirgendwo fremd. Die Welt ist ihr Zuhause.

Es ist Colleen gelungen, eine eigene Yogaschule zu eröffnen. Ja, sie hat alle erforderlichen Ausbildungen absolviert – und noch mehr. Bei ihren Schülern beobachtet sie sehr unterschiedliche Ausprägungen. Da gibt es diejenigen, die perfektionistisch alles durchplanen müssen. Die tun sich schwer mit der Meditation. Sie können nicht loslassen. Manche betreiben Yoga, um ihren Körper zu formen. Wieder andere betreiben Yoga, um sich selbst zu finden. Manche suchen sich sehr lange. Colleen hat den Eindruck, die wollen sich gar nicht finden, weil sie dann keine Aufgabe mehr hätten. Wie der Kranke, der in Wirklichkeit nicht gesund werden möchte, weil sich dann keiner mehr um ihn sorgt. Ein guter Freund von Colleen sagte daher einmal: »How long, babe, will you search for what's not lose?« Warum haben denn so viele von uns das dringende Gefühl, etwas finden zu müssen? Warum glauben so viele von uns, dass ihnen etwas fehlt? Wir sehnen uns nach einer Vereinigung, aber nach welcher? Sehnen wir uns alle nach der allumfassenden Vereinigung aller Menschen? Ist die Meditation nun Flucht oder Erleuchtung? Ganz gleich, was es ist: Yoga ist Colleens neue Droge. Aber es ist eine Droge ohne Nebenwirkungen.

Colleens Lieblingsasanas

DIE HELDENHALTUNG

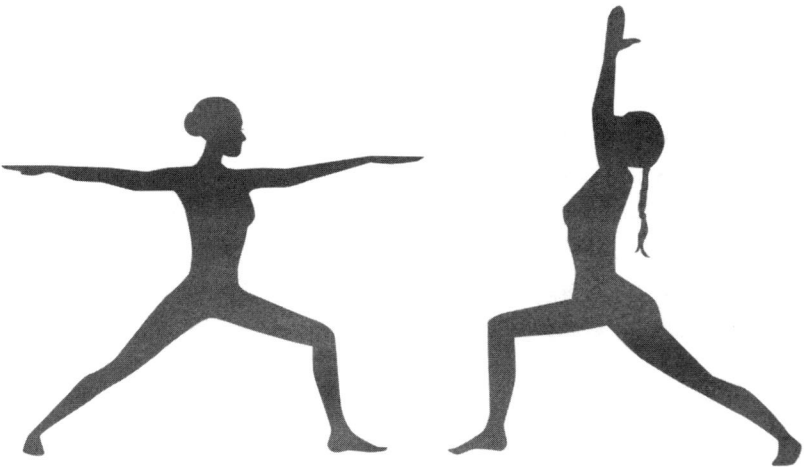

Die Heldenhaltung ist kraftvoll und lädt dazu ein, Ja zum Leben zu sagen. Der Held ist eine hervorragende Standhaltung, die uns Kraft, Vitalität und Entschlossenheit verleiht, wenn sie regelmäßig praktiziert wird. Durch die Öffnung im Brustraum gibt sie auch Weite im Herzen. Für diese Haltung braucht man Kraft in den Beinen. Regelmäßig geübt verleiht uns diese Kraft Standhaftigkeit in schwierigen Zeiten.

DURCHFÜHRUNG

- Im geraden Stand sind beide Füße beckenbreit voneinander entfernt. Dann machst du mit einem Bein einen großen Schritt nach vorn. Nun das vordere Bein beugen. Das hintere Bein ist fest auf dem Boden abgestützt.
- Nun dehnst du dich nach hinten und beugst das vordere Bein etwa im rechten Winkel. Optimalerweise befindet sich das Knie über der Ferse. Das hintere Bein bleibt gestreckt.
- Anschließend werden beide Arme über dem Kopf gerade und gestreckt hochgehoben. Halte die Spannung von den Füßen bis zu den Fingern und den Kopf zwischen den Armen gerade mit Blick nach vorn.
- Halte diese Position für dreißig Sekunden oder länger, wenn du es gut schaffst.
- Bei der zweiten Heldenhaltung stelle dich zunächst auch gerade hin, mache dann einen großen Ausfallschritt nach vorn, und beuge das vordere Bein, bis das Knie über der Ferse ist.
- Hebe nun beide Arme parallel zum Boden hoch und halte die Spannung in den Beinen und Armen bis zu den Fingerspitzen. Der Kopf ist gerade nach vorn gerichtet. Stelle dir vor, du bist eine Pfeilspitze.
- Halte auch diese Stellung mindestens dreißig Sekunden, besser länger.

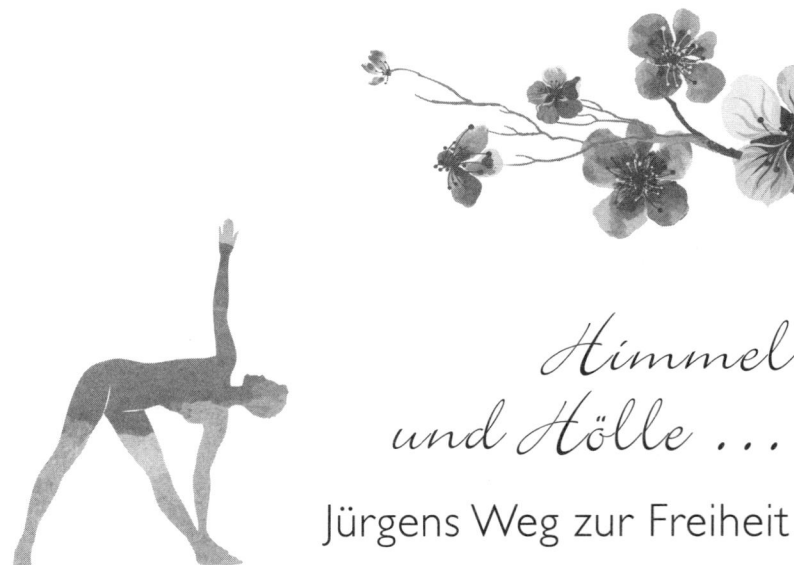

Himmel und Hölle ...
Jürgens Weg zur Freiheit

Lautes Pochen dröhnt in seinem Kopf. Es wird lauter und lauter, fast unerträglich. Es reißt ihn aus seinem unruhigen Schlaf. Mit einem Ruck setzt er sich auf, schnappt nach Luft und fasst sich an den Kopf.

Wo bin ich, ist die erste Frage, die sein Hirn zu denken vermag. Er tastet seinen Kopf nach Verletzungen ab. Dann hört er wieder das Pochen.

»Höller, Aufstehen!«, brüllt der Wärter in seine Zelle und haut mit einem Stock gegen die Eisentür.

Ja, seine Zelle, er ist in seiner Zelle.

Jürgen hatte einen Traum. In dem Traum saß er in einem U-Boot. Es war sehr eng, unfassbar eng. Ständig hatte er sich am Kopf gestoßen. Was aber noch viel schlimmer war: Er bekam keine Luft.

Unwillkürlich muss er nach Luft schnappen. Seine Lungen haben sich noch nicht hinreichend gefüllt. Er, Jürgen Höller, ist ein

Mensch, der kaum etwas mehr liebt als seine Freiheit. Nun seine Frau vielleicht … Jürgen lächelt bei dem Gedanken an Kerstin. Er liebt es, unabhängig und unterwegs zu sein. Er ist ein Adler. Er braucht die Weite und die Höhenluft. Er liebt es, aus der Höhe alles im Auge zu behalten und wenn die Zeit reif ist anzugreifen. Er kann den richtigen Zeitpunkt aussitzen. Jedoch muss er meist nicht lange warten. Die meiste Zeit des Jahres ist er »on tour«. Mal mit dem Flieger hier hin, mal dort hin, schnelle Autos und Fünfsternehotels gehören in sein Leben wie der Sauerstoff zum Atmen. Das ist sein Leben. Er ist der Herr Erfolg.

Halt, Stopp, das war sein Leben. Und jetzt? Er sitzt hier in einer acht Quadratmeter großen Zelle und hat genau eine Stunde Ausgang an der »frischen Luft« im Innenhof. Er, der immer penibel auf seine Ernährung geachtet hat, muss jetzt etwas essen, was den Begriff »Mahlzeit« nicht verdient hat. Er ist es gewohnt, von einem Heer an Helfern für jegliche Aufgaben umgeben zu sein. Jetzt muss er seine Zelle und auch seine Toilette selbst putzen. Sein Leben ist durchgeplant. Das war es schon immer, nur: Bisher hat er die Planung gemacht. Jetzt macht sie irgendein Gefängniswärter, und er muss spuren.

Ständige Ungewissheit

»Bei guter Führung könnten wir aus den drei Jahren sicherlich zwei oder ein Jahr machen«, waren die letzten Worte seines Anwalts. Er weiß, er muss sich jetzt fügen. Er muss da durch. Das wird er auch schaffen! Er ist froh, dass er nun endlich seine »Strafe« absitzen kann. Sicher, er hat Fehler gemacht, aber dass das gleich so enden muss … Nun, es gibt eine Menge Menschen, die das freut, die nun in ihrer beschränkten Denke bestätigt sind. Nach dem Motto: »Wer zu hoch hinaus will …« Die letzten Monate vor dem Knast waren jedoch noch schlimmer. Die Ungewissheit, was nun passieren würde, wie es weiterging … Es war wie ein Bungee-Sprung ohne Sicherung und in Zeitlupe, den du jedoch nicht mehr anhalten kannst. Es war die schlimmste Zeit, die er jemals erlebt hatte. Dagegen geht es ihm jetzt im Knast richtig gut. Er wurde durch die Presse geschleift, beschimpft, und seine Familie wurde bedroht. Seine Kerstin hatte ihn immer nur vor dem Fernseher auf seinem blauen Ledersessel angetroffen. Gestritten hatten sie sich ständig. Natürlich hatte er auch nicht mehr trainiert. Natürlich hatte er sich gehen lassen. Er, für den Sport dazugehört hatte wie essen und trinken, den nichts vom Training hatte abhalten können, war plötzlich nicht mehr an seine Geräte gegangen. Genau genommen war er nirgendwo mehr hingegangen. Er wollte einfach die Visagen nicht mehr sehen, die zu ihm sagten: »Ich habe es doch gewusst. Der stürzt mal ab, aber so richtig …«

»Schau dich an. Du willst der große Motivationstrainer sein? Du sagst doch immer den anderen, sie sollen den Arsch hochbekommen. Und was machst du jetzt? Du hast Fehler gemacht, na und? Jetzt tu endlich was! Steh dazu, und übernimm die Verantwortung!«

Diese Worte von Kerstin saßen. Vor seiner Frau als Versager als Verlierer dazustehen, tat unendlich weh. Dann kamen noch die beiden Jungs. Das Herz wurde immer schwerer.

»Höller, du musst jetzt in die Bibliothek.« Die Stimme des Wärters drang an sein Ohr. Ja, ja, die Bibliothek. Das war jetzt seine »Arbeit«.

Zumindest kam er etwas raus und hatte eine Aufgabe. Eigentlich funktioniert das Leben in einem Gefängnis genauso wie außerhalb. Nur dass alles etwas enger ist, deutlich enger. Die Strukturen sind gleich: Es gibt ein paar, die das Sagen haben, und die anderen müssen sich fügen. Wer zu laut ist, bekommt einen auf die Schnauze – außer er hat mächtige Freunde. Also genauso wie »draußen«. Während die Menschen in der echten Welt jedoch ihre Absichten meist verdecken, sind diese im Knast offenkundig. Sind die Knastbrüder am Ende sogar ehrlicher als die »Freunde« draußen? Sind wir nicht alle Gefangene? Gefangene unseres Umfelds. Gefangene unserer Gedanken. Wohin gehen wir? Warum tun wir das, was wir tun? Wer oder was lenkt uns? Diese Fragen haben Jürgen schon immer beschäftigt.

Immer hat er nach Antworten gesucht. Findet er sie hier? In der Gefängniszelle? In der Bibliothek? Jürgen ist dazu verdammt, ziemlich viel Zeit mit sich selbst zu verbringen.

Deine eigenen Gedanken können dein größter Feind sein. Du musst aufpassen, was du in deinen Kopf hineinlässt.

Zum Glück ist Jürgen erfahren. Das Leben hat ihm nichts geschenkt. Aus ganz einfachen Verhältnissen in Schweinfurt stammend hat er sich hochgearbeitet. Seine erste Firma, das Fitnessstudio, hat er ganz allein hochgezogen. Er war immer auf der Suche nach Innovationen. Immer war sein Geist unruhig und voller Ideen. Stets hat er sich bemüht, eine Technik zu finden, um seinen Geist zu beruhigen und runterzukommen. Man könnte fast sagen, er hat ADHS in seiner positiven Ausprägung. In den Yogastunden in seinem Studio fand er etwas Ruhe und Entspannung. Er bekam eine Kostprobe davon, wie es sein kann, ruhig zu atmen. Natürlich: Er war schon immer ein Kämpfer. Wie sollte es auch anders sein.

Selbstverantwortung

Es begann schon sehr früh – in der Grundschule. Damals hatte er als seinen Berufswunsch »Millionär« angegeben. Er wurde ausgelacht und nicht ernst genommen. Das saß tief. Wenn er in der Schule etwas nicht wusste, holte er sich Bücher. Jürgen war schon immer eine Leseratte. Er inhalierte quasi das Wissen aus den Büchern. Das Lexikon lag immer in seinem Zimmer neben dem Bett. Google gab es damals noch nicht. Diese Suchmaschine hätte einiges vereinfachen können. Stets hat er sich alles selbst angeeignet. Er brauchte keinen zu fragen. Das, was er wissen wollte, aus einem Buch zu extrahieren machte ihm unfassbare Freude und gab ihm das Gefühl von Eigenständigkeit und Selbstverantwortung. Dieses Gefühl beflügelte ihn, immer weiterzumachen. Und das tat er dann auch. Er hatte schon immer einen unbezwingbaren Willen. Wenn ihm einer etwas Negatives sagte, dann spornte ihn das umso mehr an. Nach dem Motto: »Haters are my motivators!«

Zum Glück hatte er seine Kerstin sehr früh kennengelernt. Wäre sie nicht zu ihm gekommen, hätte er womöglich gar keine Frau und auch keine Familie, denn er hatte keine Zeit gehabt, sich um diese Dinge zu kümmern. Er wollte einen Weltkonzern aufbauen. Er hatte der Welt viel zu geben, den Menschen viel zu sagen. Aber nun sah das ja ganz anders aus. In einem Brief an ihn schrieb Kerstin, nachdem sie deutlich gespürt hatte, dass er aufgeben, dass er liegen bleiben wollte, glaubte, keine Kraft mehr zu haben: »Jürgen steh auf! Einmal musst du noch aufstehen! Du darfst nicht liegen bleiben. Du hast Verantwortung. Wenn du nicht *kannst*, dann *musst* du!«

Innere Kräfte mobilisieren

Jetzt hält er den Brief wieder in seinen Händen. Er liest ihn wieder und immer wieder. Diese Worte treiben Tränen in seine Augen. Er ist schweißgebadet und zittert am ganzen Körper. Nein, er wird nicht aufgeben. Für diese Frau, für seine Söhne, und um es allen zu zeigen, steht er, Jürgen Höller, wieder auf. Jürgen erinnert sich an seine inneren Kräfte, die Quelle, die in ihm schlummert. Vor vielen Jahren gehörte er zu den ersten in Deutschland, die Yogakurse im Fitnessstudio angeboten haben. Nun erinnert er sich an einige Passagen. Jürgen fasst einen Entschluss: Wenn er aus dem Gefängnis herauskommt, dann ist er stärker als jemals zuvor. Er nutzt diese Zeit, um an sich zu arbeiten – um besser zu werden. Er wird es allen zeigen – ganz besonders sich selbst. Er wird seinen Söhnen zeigen, wie man aufsteht. Was ist ein dreijähriger Gefängnisaufenthalt schon – lächerlich. Nelson Mandela war sein halbes Leben im Gefängnis.

Jürgen fängt an, sich selbst zu coachen. Er spricht mit sich selbst. Er sucht jeden Tag über Stunden den intensiven Kontakt zu sich, seinem Innersten und seinem Überbewusstsein. Es gelingt ihm nicht immer, und es gelingt nicht immer auf Anhieb. Jürgen jedoch gibt nicht auf. Jürgen gibt niemals auf. Die Gespräche mit sich selbst sind manchmal sehr schmerzlich. Vor dir selbst davonzulaufen, ist einfacher als die Auseinandersetzung mit dir.

In der Meditation lasse ich Liebe und Licht in mich hineinfließen. Keiner kann dich verletzen, wenn du es nicht zulässt. Keiner kann dich aufhalten, wenn du es nicht selbst tust.

Jeden Tag und in jeder freien Stunde meditiert Jürgen. Sein Körper befindet sich noch in der Zelle, sein Geist ist längst weit weg. Jetzt versteht er erst wahrlich, was es bedeutet, dass der Geist nur einem selbst gehört.

Du bist verantwortlich für das, was du denkst, und für die Bedeutung, die du den Worten und Taten der anderen gibst.

Jürgen fühlt sich von Tag zu Tag stärker. Dass die Wärter ihn komisch anschauen, ist er ja gewöhnt. Das stört ihn nicht.

Nach drei Monaten äußert er den Wunsch, eine Schreibmaschine zu bekommen. Dieser Wunsch wird ihm gewährt. Die Macht der Worte ist eine sehr große. Worte sind mächtiger als tausend Schwerter. Das weiß Jürgen. Er fängt an zu schreiben. Er schreibt ein sehr erfolgreiches Buch: »Und immer wieder Aufstehen. Wie ich die größte Krise meines Lebens bewältigte«. Die Worte fließen nur so aus ihm heraus. Er hat den Menschen viel zu sagen und viel zu geben. Mit diesem Buch verarbeitet er alle seine Gedanken und wird mit jedem Wort stärker. *Jürgen, einmal musst du noch aufstehen* – die Worte seiner Frau erinnern ihn an seine Mission.

»Papa, wann können wir wieder Fußball spielen?«, fragt sein kleiner Sohn bei einem Besuch.

Während Jürgen die Worte im Hals stecken bleiben, ist Kerstin nicht verlegen und antwortet geschwind: »Du, jetzt ist es ohnehin sehr ungemütlich draußen. Es ist alles matschig. Im Frühjahr ist es viel schöner. Dann werdet ihr spielen.«

»Und wie lange dauert das?«

»Das geht ganz schnell. Die Zeit verfliegt«, erwidert Jürgen.

Zeit, was ist eigentlich Zeit? In welcher Zeit leben wir eigentlich? Gestern – heute – morgen. Gibt es da einen Unterschied? Zeit ist relativ. Wenn ich mir etwas vorstelle, etwas, das ich erreichen will, wie zum Beispiel, ein Haus zu bauen, dann ist es quasi schon da, in dem Augenblick, in dem ich es mir genau vorstellen kann. Ist es nun real oder nicht? Was ist mit unseren Träumen? Sind diese real?

Manchmal ist Jürgen so sehr in seiner Visualisierung drin, dass er gar nicht mehr sagen kann, ob etwas tatsächlich real oder ob es nur in seiner Vorstellung stattfindet. Die Kraft der Meditation und seiner besonderen Ausprägung der Visualisierung ist immens. Die meisten Menschen wissen das nicht, sie glauben es nicht. »So einfach kann es doch nicht sein«, hört Jürgen immer wieder auf seinen Seminaren. Muss es für uns Menschen denn immer schwer sein, damit es wahr und etwas wert ist?

»Glaube an dich!«, ruft Jürgen den Menschen immer zu. »Glaubet, und ihr werdet es erfahren. Bittet, und ihr werdet es erhalten, das sagte schon Jesus. Und wir? Wir glauben es nicht?«

Neustart

Nach eineinhalb Jahren wird Jürgen aus dem Gefängnis entlassen. Er ist stärker als jemals zuvor. Sein Körper ist durchtrainiert, und Jürgen befindet sich seelisch, mental und physisch in bester Verfassung. Das tägliche Training und die Meditation haben sich gelohnt. Sein Geist und seine Seele sind stärker als zuvor. Mit der Kraft der Meditation und Visualisierung und dem festen unerschütterlichen Glauben an sich selbst, hat Jürgen es geschafft, seine tiefste Krise in seine größte Chance zu verwandeln.

Mit seiner Frau und einer Handvoll Freunden baut er seine Firma wieder auf. Sie ist erfolgreich. Das Wichtigste jedoch ist: Der Zusammenhalt mit seiner Frau und seinen Söhnen ist ebenso viel stärker als jemals zuvor. Die Krise hat auch die Ehe gerettet. Wenn er so weitergemacht hätte wie damals, hätte er seine Familie kaum gesehen und seine Kerstin vermutlich verloren. Jürgen ist demütig. Jeden Tag sucht er die Stille und den Zugang zu sich selbst. Er hat jeden Tag eine wichtige Verabredung mit sich. Seine Meditationspraxis ist nun unregelmäßiger geworden. Er meditiert nicht mehr so wie im Gefängnis jeden Tag. Er macht es auf seine Art und Weise nach

Bedarf. Jürgen entdeckt seine eigene Weise der Meditation. Einmal meditiert er, um ruhig zu werden und sich zu erden, und ein anderes Mal praktiziert er die, wie er es nennt, »dynamische« Meditation. Wenn es nötig ist, seine innere Stimme zu befragen, nimmt Jürgen sich die Zeit. »Ich prüfe meinen Ist-Zustand und erde mich. Ich höre auf meine innere Stimme und befrage mein Überbewusstsein. Das tue ich in einer Meditationssitzung.«

Wenn es darum geht, wichtige Entscheidungen zu treffen, hört Jürgen auf seine innere Stimme. Früher haben ihm viele »Experten« Dinge aufgeschwatzt. Heute kann das nicht mehr passieren. Jürgen leitet seine große Firma, die von Focus Money und der Financial Times unter die 500 am schnellsten wachsenden Unternehmen in Europa platziert wurde. Er spricht in großen Hallen vor Tausenden von Menschen. Das kann er nur bewältigen, weil er regelmäßig Kontakt mit seinem Innersten aufnimmt und nur auf sich hört.

»Was der andere über dich denkt, geht dich nichts an. Das kannst du ohnehin nicht beeinflussen. Konzentriere dich daher gleich auf dich!«, sagt er seinen Seminarteilnehmern.

Jürgen ist es wichtig, etwas zu tun, was ehrlich ist und die Menschen weiterbringt. In seinen Seminaren hilft er unzähligen Zuhörern, eben genau das auch zu tun. »Sei authentisch. Sei du selbst, und tue etwas, was den Menschen hilft, was die Menschen weiterbringt und sie glücklicher macht.« Dafür steht Jürgen jeden Tag auf, erdet sich mit Yoga und Meditation, und dafür brennt er. Seine Asanas führt er jeden Abend aus, um beweglich und elastisch zu bleiben – sowohl körperlich als auch seelisch.

Seine Seminare fing er vor zehn Personen an. Heute werden sie von zehntausend Menschen besucht. Er füllt mit Leichtigkeit die Olympiahalle in München. Mittlerweile hat er viele Co-Trainer hinzugenommen.

»Ich möchte genug Zeit für das Allerwichtigste in meinem Leben haben: meine Frau und meine Söhne.« Dabei gewinnt man den Eindruck, dass seine seelische Kraft schier unendlich ist. Kein Wunder, Jürgen weiß, wo seine Tankstellen sind: Sein tiefes Über-Ich versorgt ihn täglich mit Energie. Einen Teil dieser Energie gibt er in seinen Seminaren weiter. Seine »Powerdays« sind legendär. Jürgen persönlich kennenzulernen ist unbestritten ein Erlebnis.

Den Menschen wachsen Flügel – natürlich nur, wenn sie es zulassen.

Jürgens Lieblingsasana

MEDITATIONSHALTUNG IM SCHNEIDERSITZ

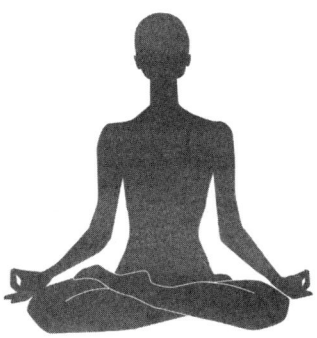

Für die Meditation und die Atemübungen ist es wichtig, eine Sitzposition zu finden, in der man länger verweilen kann. Yoga kennt viele Positionen, die sich dafür eignen. Der Lotussitz ist eine der wichtigsten Sitzpositionen im Yoga, bereitet jedoch vielen Menschen Probleme. Leicht abgewandelt ist der Schneidersitz. Durch ihn hat man eine breite Auflagefläche, und diese erdet und verwurzelt uns mit der Unterfläche.

DURCHFÜHRUNG

- ❀ Verwende gern ein Sitzkissen, und setze dich an den vorderen Rand des Kissens ganz gerade und aufrecht hin. Du kannst dir eine Decke als Unterlage hinlegen, um die Gelenke zu schonen.

- ❀ Falte die Beine zusammen, und lege die Ferse eines Beines so dicht wie möglich an den Damm. Die andere Ferse legst du davor ab.
- ❀ Verwurzele dich ganz bewusst mit der Unterfläche. Setze dich so gerade hin, dass es noch angenehm ist. Tu einfach so, als würdest du wie eine Pflanze aus dem Topf herauswachsen. Dabei sollte der Kopf ebenso aufrecht sein, der Nacken entspannt.
- ❀ Ruhe in dieser Position, ohne zu erstarren oder zu verkrampfen.

Jürgen Höller
Jürgen Höller Academy KG
Carl-Benz-Straße 13, 97424 Schweinfurt
www.juergenhoeller.com

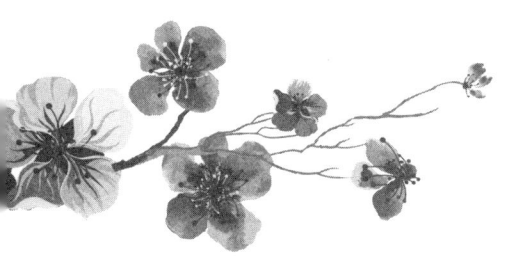

Die dynamische Meditation

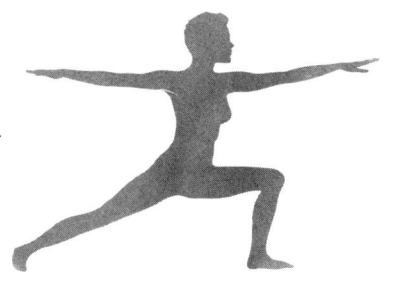

Wenn ich über die »dynamische Meditation« spreche, dann spreche ich über die Kraft der Visualisierung. Wir alle haben es schon gehört und vielleicht auch schon selbst erlebt: Der Glaube versetzt Berge. Unserer Vorstellungskraft liegt eine immense Kraft zugrunde. Schließlich beginnt alles mit einem Gedanken. Aus dem Gedanken entsteht eine Vorstellung. Nachdem wir uns eine Sache genau vorstellen können, wird sie Wirklichkeit. Es ist immer unser Geist, der die Wirklichkeit erschafft. Dabei lebt jeder von uns in einer anderen Wirklichkeit. Jeder ist in seiner Welt. Jeder sieht die Welt und die Dinge anders. Indem wir unsere gesamte Aufmerksamkeit auf eine Sache lenken, bündeln wir unsere Energie darauf. Mithilfe der Visualisierung senden wir ganz viel Prana-Energie in ein Körperteil oder auf eine ganz bestimmte Sache. Ein fortgeschrittener Yogi ist nicht einer, der besonders gelenkig seine Asanas ausführen kann, sondern jemand, der über eine besondere Konzentration und Vorstellungskraft verfügt. Yoga fordert zum Visualisieren auf. Jede Yogaübung wird mit einer bestimmten inneren Haltung verknüpft, zum Beispiel »der Held« oder »der Baum«.

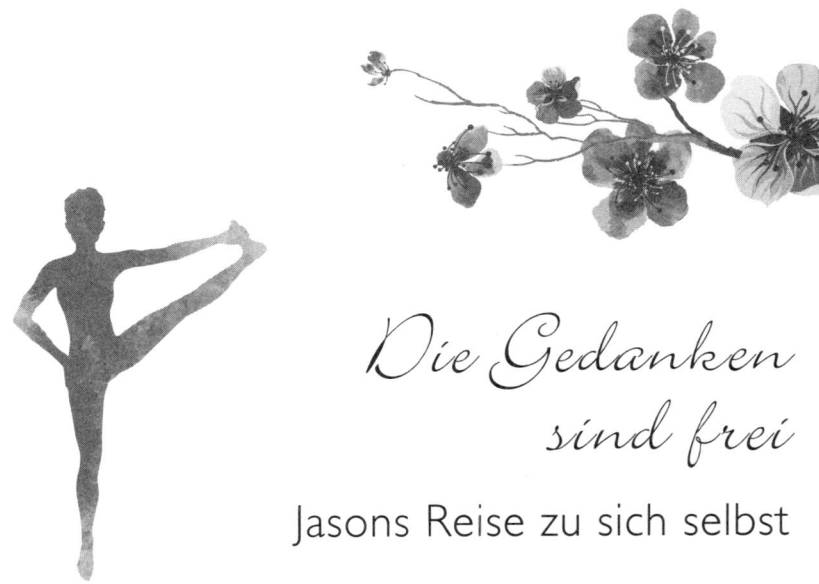

Die Gedanken sind frei

Jasons Reise zu sich selbst

Wir kennen es alle: Unsere Gedanken sind ganz woanders als unser Körper. Meist passiert es, wenn uns eine Sache nicht interessiert. Ein langweiliger Vortrag, eine lange Zugfahrt, und wir begeben uns gedanklich an einen ganz anderen Ort. Jason hat diese Technik bis zur Perfektion geübt und trainiert. Sie war überlebenswichtig für ihn. Sie wurde zum entscheidenden Faktor, warum er es geschafft hatte, seinen Gefängnisaufenthalt tatsächlich zu überstehen, ohne verrückt zu werden oder einem anderen zum Opfer zu fallen. Jason hat seinen eigenen persönlichen Marathon geschafft: acht Jahre Gefängnisaufenthalt, nicht in Deutschland, in Amerika.

Jason ist Amerikaner. Schmerzlich musste er erfahren, dass recht haben und recht bekommen zwei vollkommen unterschiedliche Dinge sind und Strafe auch unverhältnismäßig sein kann. Er hat eine Strafe verdient. Sicher. Daran besteht kein Zweifel, niemals. Schließlich hat er einen Menschen getötet.

Niemals wird er diesen Abend vergessen. Es hat geregnet. Es war nass und dunkel. Plötzlich kam das Fahrzeug von der Gegenspur auf seine Fahrbahn. Er machte auf sich aufmerksam, hupte, bremste und wich reflexartig aus. Schließlich wollte er einen Frontalaufprall verhindern. Beim Ausweichen jedoch kam er auf den Gehweg. Dass sich dort eine Person befand, erkannte er erst beim Aufprall. Wiederum reflexartig und unter Schock verließ er den Unfallort. Er weiß nicht mehr, wie weit er noch gefahren ist. Zu dem Zeitpunkt wusste er auch nicht, was mit der Person passiert war. Er wusste nicht, dass es sich um einen älteren Mann handelte, und er wusste auch nicht, ob dieser verletzt war.

Später, als ihn die Polizei auf einem Parkplatz völlig apathisch vorfand, erfuhr Jason, das der Mann tot war – und er selbst der Fahrerflucht beschuldigt wurde. Dies ist ein schweres Vergehen und in Amerika mit einer sehr hohen Haftstrafe verbunden. Jason wurde zu zehn Jahren verurteilt. Am Anfang dachte er, dass er das Gefängnis niemals lebend verlassen würde.

Wertlos?

Zehn Jahre sind eine sehr lange Zeit. In dieser Zeit musste er schmerzlich erfahren, wie wenig er wert war, nein, falsch: Es wurde ihm vermittelt, dass er keinen Wert besaß. Es reichte nicht aus, dass er selbst sich die schwersten Vorwürfe machte. Er wurde von anderen Häftlingen belästigt, wurde Opfer diverser Häme und Streitereien zwischen Banden. Er war nicht kriminell und konnte mit den Praktiken der anderen nichts anfangen. Stets hatte er darauf geachtet, für sich zu sein, sich keinem zu sehr zu nähern und in keine Clique hineingezogen zu werden. Das allein war jedoch schon für den ein oder anderen eine Aufforderung, Stunk zu machen. Jason musste erkennen, dass er für die meisten Wärter ebenso keinen Wert besaß. Sie meinten es nicht persönlich. Es ist einfach ihre Auffassung den Gefangenen gegenüber.

Acht Jahre lang muss Jason mit 60 anderen Häftlingen in einem Raum schlafen und leben. Keiner, der das nicht am eigenen Leib erlebt hat, kann dies nachempfinden: Niemals bist du allein. Du hast keine Intimsphäre. Immer sind andere im Raum, auch im Waschraum. Hinzu kommt, dass es nie wirklich dunkel ist. Ständig brennt Licht, natürlich künstliches Licht. Das macht etwas mit dir. Die Sinne wollen einem nicht mehr gehorchen. Sicher, zwischendurch gab es immer wieder Einzelhaft. Diese war nicht wirklich besser. Da war zwar niemand, der über oder unter ihm schlief, jedoch war Einzelhaft immer eine besondere Strafe und mit Frischluftentzug verbunden. In die Zelle durfte Jason für dreißig Tage genau ein Buch mitnehmen. Mehr gab es einfach nicht.

Erfahrungen – für immer

Dann sitzt du da – mit dir allein. Keiner, der das nicht selbst erlebt hat, kann nachvollziehen, welche Beschneidung der Privatsphäre ein solcher Gefängnisaufenthalt ist. Es gibt so viele Dinge, die ihm sein Leben lang im Gedächtnis bleiben werden: Ein elektrischer Rasierer für zwanzig Männer. Ein Verbot, die eigene Ehefrau an einer anderen Stelle als an den Händen anzufassen. Mit vielen anderen Männern in einer Reihe zu stehen, um einige Minuten unter die kalte Dusche zu kommen. Einige Telefonminuten mit seiner Frau am Telefon sprechen. Jede Kleinigkeit, die du als »Extra« haben willst, teuer bezahlen: Du willst, das der Rasierer desinfiziert wird, bevor du dran bist? Wenn du Glück hast, klappt das, wenn du mit Tütensuppen oder Chips bezahlen kannst.

Essen im Gefängnis ist ganz besonders ungesund und einfach schlecht. Im Besuchsraum können deine Angehörigen etwas zu Essen kaufen. Natürlich handelt es sich nur um denaturierte Fertigkost, die in der Mikrowelle erwärmt wird. Jason war nicht die gesamte Zeit in einem Gefängnis. Gern hat man ihn verlegt, immer dann, wenn er sich über etwas beschwert hatte oder etwas getan hat, was er hätte lieber lassen sollen. Zum Beispiel, wenn er das Essen nicht vertrug. Allergien bei Gefangenen? Lächerlich. Die haben zu essen, was sie bekommen. Auch wenn er krank wurde, Ausschlag, Fieber oder andere Probleme hatte, galt er als unbequem. Also hat man ihn verlegt. Auf die Idee, seiner Frau Bescheid zu geben, ist dabei jedoch keiner gekommen.

Er wusste, dass sie krank vor Sorge war. Seine Liebe, sie hielt ihn am Leben, als er nicht mehr wollte. Jedes Wochenende kam sie zu Besuch. Sie hielten sich bei der Hand und schauten sich an. Das meiste erzählten sie sich mit den Augen. Diese Sprache war für die anderen nicht zu verstehen. Jason wusste, dass er überleben musste. Er musste es für seine Elisabeth tun. Sie hatte ihm klargemacht, dass er nicht das Recht hatte, sich das Leben zu nehmen. Er musste da durch. Aber noch viel schlimmer als die Pöbeleien der anderen war für ihn, das er seiner Elisabeth nicht helfen konnte. Während er im Gefängnis saß, musste sie sich durchkämpfen. »Ich bin so nutzlos. Ich kann nichts tun, um meiner Frau zu helfen …« Diese Gedanken waren ständig in seinem Kopf und zerstörten den letzten Selbstwert.

In der Gefängnisbibliothek las er viel über Spiritualität. Früher hätte ihn das Thema Meditation nicht berührt, doch in seiner jetzigen Situation schien es ein Weg zu sein. Jedes Mal, wenn er auf seinem Bett lag, versuchte er es. Für die anderen unmerklich war sein Geist ganz woanders. Tief einatmen, in sich gehen, das Umfeld ausblenden und tief ausatmen. Und das beste war: Keiner konnte sich einmischen, ihn kontrollieren!

Als er das erste Mal in einen Flow kam, hatte er richtige Glücksgefühle. Er hatte schon Sorge, verrückt geworden zu sein. Er machte die Erfahrung, dass er sich immer wieder in diesen Zustand versetzen konnte. Dies gab im Kraft und Aufschwung.

Früher hatte er die Sprüche belächelt: »Der Geist ist frei« und ähnliche. Es war Schwachsinn für ihn. Es waren Sprüche ohne Bedeutung. Heute weiß er, dass es keine bedeutendere Wahrheit gibt. Unser Körper ist die Hülle. Der Geist aber ist die Stätte des Seins. Das Bedeutendste ist: Keiner kann deinen Geist kontrollieren oder einsperren.

Du kannst deine Gedanken steuern und kontrollieren. Du musst nicht das denken, was dir vorgelegt wird, und du musst nicht das annehmen, was dir gesagt wird. Bei jedem Gedanken, der an dich herangetragen wird, kannst du neu entscheiden, ob du ihn annimmst oder nicht.

Diese Wahrheit hat sich ihm erst im Gefängnis erschlossen. Wir sollten aufpassen, womit wir unseren Geist füttern. Nichts bleibt, ohne Spuren zu hinterlassen. Jede Tat, jeder Mensch, der uns begegnet, jedes Buch, welches wir lesen, und jeder Film, den wir schauen, werden bei uns abgespeichert. Die Folgen sind oftmals sehr spät oder gar nicht erkennbar. Das bedeutet jedoch nicht, dass wir dieses Wissen nicht besitzen. Es liegt an uns, was wir daraus machen.

Wichtige Erkenntnisse

Jason hat gelernt, vieles einfach gar nicht anzunehmen, was ihm im Gefängnis widerfahren ist. Manche würden sagen, er hat sich eine richtig dicke Haut wachsen lassen. Das war sein Überlebensmodus. Kraft dafür holte er sich in seiner fast täglichen Meditationspraxis. Heute ist er ein sogenannter »Freigänger«. Oftmals denkt er bei sich, dass die Bezeichnung »Freiwild« besser passen würde. Als Freigänger darf er tagsüber in einem Diners arbeiten und muss um achtzehn Uhr wieder im Gefängnis sein. Natürlich weiß sein Arbeitgeber, dass er Freigänger ist, und nutzt diese Tatsache auch aus. Jason wird keine Pause gewährt. Oft muss er für die anderen mitarbeiten, natürlich die niedrigsten Arbeiten ausführen. Die anderen wissen, dass er sich nicht wehren kann. Beschwert er sich, muss er zurück, und seine Haftstrafe wird verlängert. Es macht ihm nichts aus. Verglichen zur Gefängnisarbeit ist es das Paradies.

Jason weiß schließlich genau: Meine Gedanken sind frei. Und meine Kraftquelle, die Meditation, ist immer voll. Ich brauche mich nur zu bedienen.

Jasons Lieblingsasana

LIEGEN – DIE TOTENHALTUNG

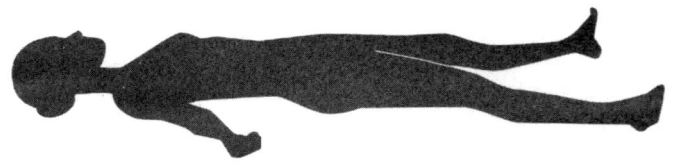

Diese Position entspannt Geist und Körper. Während der Körper regungslos daliegt und der Geist zur Ruhe kommt, ist die Seele ganz da. Sie ist vollkommen in sich zurückgezogen und kann sich sammeln.

DURCHFÜHRUNG

- ❀ Am besten legst du dich auf eine warme Unterlage bequem und gerade hin. Die Arme sind neben dem Körper. Achte darauf, dass die Schultern und der Nacken ganz locker und gerade liegen.

- Schließe nun die Augen, und ziehe dich ganz in dich zurück.
- Atme ruhig weiter.
- Spüre in die Atmung hinein, wie der Luftstrom in den Körper kommt, verteilt wird und wieder ausströmt.
- Wenn du die Übung beendest, strecke dich am besten und bewege deine Glieder.

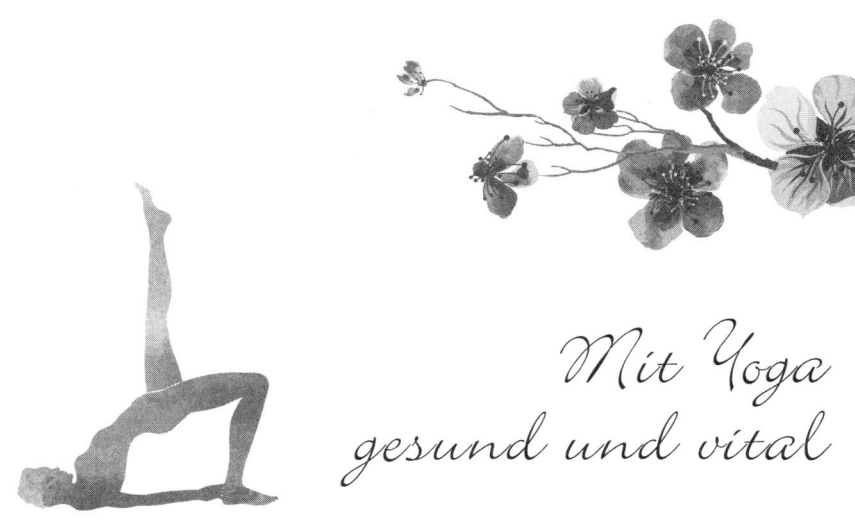

Mit Yoga gesund und vital

Es gibt Yoga-Übungsreihen für die unterschiedlichsten Bedürfnisse. Sich vorzubeugen wirkt eher entspannend und beruhigend. Rückwärtsbeugen wirken eher anregend und öffnend. Durch den geöffneten Körper können Energien besser fließen.

Hinzu kommt jedoch die innere Einstellung. Yoga entfaltet erst dann seine Wirkung, wenn die innere Ausrichtung stimmt. Es macht einen immensen Unterschied, ob ich die Figur »Held« wackelig und mit schlaffen Armen mache oder ob ich mich wirklich und wahrhaftig als Held fühle. In dem Augenblick ist jeder Muskel angespannt und der Geist auf das Heldendasein fokussiert. Ich fühle mich wie ein Held, und ich bin dann ein Held. Erst wenn wir unseren Geist öffnen, kann Yoga die Kraft entfalten, zu der wir selbst fähig sind. Die folgenden Asanas haben sich bei vielen Menschen, die mir ihre Geschichten erzählt haben, und bei verschiedenen gesundheitlichen und seelischen Problemen bewährt. Mit »Absegnung« durch einen Orthopäden und Osteopathen möchte ich diese kleine Sammlung vorstellen. Selbstverständlich ist es immer individuell, welches Asana am besten hilft. Ungeachtet dessen gibt es natürlich noch weitaus mehr Stellungen und Abfolgen.

Da Yoga höchst individuell ist, halte ich es nicht für sinnvoll, strenge Regeln aufzusetzen, die besagen, wie häufig eine Übung durchgeführt werden soll oder wie lange eine Stellung zu halten ist. Ich empfehle dir, auf deinen Körper zu hören und allgemein zu versuchen, eine Stellung einige Atemzüge lang zu halten. Solltest du eine Stellung mehrere Minuten lang halten können und sich dies für dich richtig und gut anfühlen, dann ist das natürlich wunderbar.

Bei Unruhe, Stress, Burn-out

Die Asanas beruhigen den Geist und lassen dich zur Ruhe kommen. Achte darauf, dass du diese Übungen konzentriert und in Ruhe durchführst.

TIEFE YOGAATMUNG

- Setze dich bequem im Schneidersitz oder Lotussitz hin. Die Hände kannst du auf die Knie oder zu einem Mudra legen. Du kannst die Übung auch im Liegen durchführen. Das Wichtigste ist, dass du dir keinen Stress machst und eine Position findest, in der du bequem über einige Minuten verweilen kannst.
- Atme tief ein und aus. Die Ausatmung sollte ungefähr doppelt so lang dauern wie die Einatmung. Es hilft, am Anfang zu zählen. Später kann es sein, dass die Zählung dich beruhigt und du diese beibehältst. Zähle beim Einatmen 1 und 2 und 3 –

und halte die Luft an (wenn du magst und es dich nicht belastet, gern drei Sekunden lang)! Zähle beim Ausatmen 1 und 2 und 3 und 4 und 5 und 6, und dann halte die Luft an!
- Den Atemvorgang mehrmals wiederholen.

KINDHALTUNG

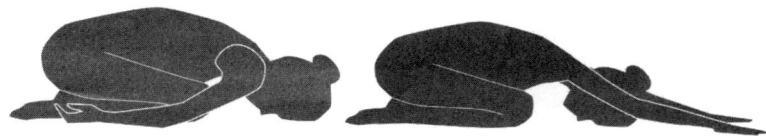

- Diese Position erinnert unser Unterbewusstsein an unser Dasein im Mutterleib. Wir waren geborgen und umsorgt. In die Kindhaltung kommst du am besten, indem du dich auf die Fersen setzen und dich dann langsam nach vorn beugst, bis deine Stirn den Boden berührt.
- Dein Oberkörper »liegt« nun auf den Oberschenkeln oder, wenn dies unangenehm ist, dazwischen. Die Arme können nach vorn oder seitlich nach hinten gelegt werden. Je kleiner du dich machst, desto geborgener fühlst du dich.
- In dieser Stellung verbleibest du einige Minuten ruhig atmend.

Flow: Kind – Katze – Hund
- Du kannst nun aus der Kindhaltung in die Haltung der Katze (siehe auch Seite 79 f.) und dann in die Haltung des Hundes (siehe auch Seite 133 f.) kommen und wieder zurück in die Kindhaltung.

- Wenn du diese Abfolge einige Male durchgeführt haben, erreichst du einen entspannenden Flow.
- Katze: Du bist im Vierfüßlerstand und machst einen Katzenbuckel. Dabei atmest du lang aus. Beim Ausatmen ziehst du dich ganz in dich zurück.
- Hund: Du bist im Vierfüßlerstand und biegst den Rücken durch – so weit es gerade geht. Dabei atmest du ein. Die Handflächen sind fest und gerade auf dem Boden und die Zehen aufgestellt.

Bei Rückenbeschwerden

Die Asanas mobilisieren und kräftigen den Rücken. Sie machen ihn geschmeidig und stark zugleich.

Wichtig: Bei Rückenbeschwerden ist es entscheidend, den Rücken in Bewegung zu halten und zu kräftigen. Bei Beschwerden oder Unsicherheiten empfehle ich dir zunächst, deinen Arzt aufzusuchen.

BECKENKREISEN AM BODEN

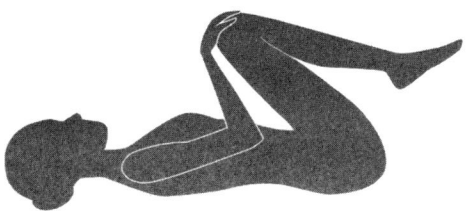

Diese Übung ist eine hervorragende Maßnahme bei akuten Beschwerden.

- Lege dich flach auf den Rücken.
- Winkle beide Beine an, und ziehe diese zum Bauch. Umfasse mit beiden Händen deine Knie und mache nun leichte kreisende Bewegungen mit dem Becken. Dafür musst du die Knie nach rechts und links, nach vorn und auch etwas vom Körper entfernt bewegen.
- Wechsle auch die Drehrichtung.

FREIE BEWEGUNGEN IM VIERFÜßLERSTAND

Gehe in den Vierfüßlerstand, und bewege dich im Becken in alle Richtungen, dabei stützt du dich mit den Händen ab.

FLOW: KATZE – HUND – NACH HINTEN SCHAUENDER HUND

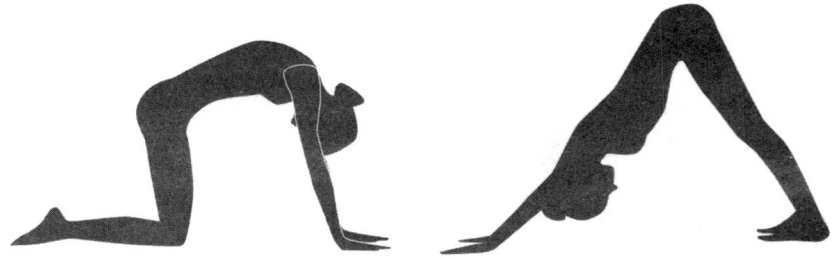

Diese Übung macht den Rücken geschmeidig und verbessert die Atmung (siehe auch Katzenflow, S. 79 f., und Hund, der nach hinten schaut, S. 133 f.).

- 🌸 Gehe in den Vierfüßlerstand. Die Knie und die Hände sind jeweils parallel zueinander beckenbreit voneinander entfernt.
- 🌸 Nun beugst du deinen Rücken zu einem Buckel und atmest dabei aus. Beim Einatmen beugst du den Rücken durch und ziehst den Nabel zum Boden. Der Kopf rollt sich zur Brust, jedoch ohne Druck und Anspannung.
- 🌸 Im Anschluss schiebst du dich mit den Armen vom Boden weg und ziehst das Gesäß in Richtung Decke.
- 🌸 Nun schauen die Augen zum Nabel, die Arme sind durchgestreckt, die Schultern auseinandergezogen, der Rücken ist gerade, die Beine dürfen leicht gebeugt sein und die Fersen sind (nach Wunsch) angehoben.
- 🌸 Du stützt sich mit beiden Händen mit gespreizten Fingern und den Zehenspitzen ab.

SCHWEBENDER ENGEL/SEESTERN

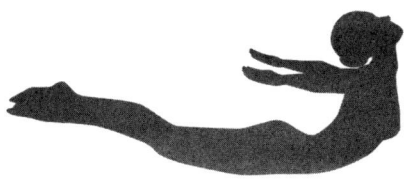

Durch diese Übung wird der gesamte Rücken gestärkt, ganz besonders die kleinen, tiefen Muskeln (siehe auch Engel, S. 181).

SCHULTERBRÜCKE

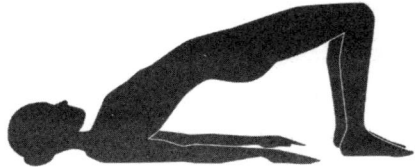

Auch die Schulterbrücke stärkt die untere Rückenmuskulatur. Jedoch dehnt sie auch die Hüftbeuger, die durch langes Sitzen meist verkürzt sind (siehe auch Schulterbrücke, S. 97 f.).

KATZE, DIE IHR BEIN AUSSTRECKT

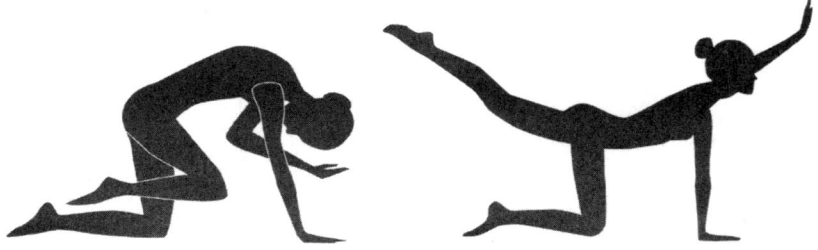

Diese Übung kräftigt die gesamte Rückenmuskulatur und fördert die Balance.

- Gehe in den Vierfüßlerstand. Deine Knie sollten sich genau unter der Hüfte befinden, die Hände sind fest abgestützt unter den Schultern.
- Beim Ausatmen ziehst du den linken Arm und das rechte Bein zusammen, sodass diese sich berühren (Knie an Ellenbogen).

- 🌸 Hebe dann Arm und Bein gerade so weit an, dass sie sich auf einer Ebene befinden.
- 🌸 Zum Ausatmen ziehst du beide wieder zusammen.
- 🌸 Dann ist die andere Seite dran.

Für mehr Stabilität und Balance im Leben

Asanas, bei denen wir die Balance halten müssen, verleihen uns auch Stabilität und Stärke, uns den Belastungen des Lebens zu stellen und ihnen standzuhalten. Wenn du merkst, dass du in diesem Bereich nicht sehr stabil bist, weiche diesen Übungen nicht aus. Im Gegenteil: Du solltest genau die Asanas durchführen, die dir Schwierigkeiten bereiten, denn an denen kannst du besonders wachsen. Mit der Zeit wirst du immer mehr Balance auch in deinem Leben haben.

DER BAUM

Wenn wir die Figur des Baumes regelmäßig üben, werden wir immer stabiler stehen. Wir merken, dass es nicht schlimm ist, auch einmal zu wackeln. Der Baum bewegt sich auch im Wind. Dennoch ist er tief verwurzelt und bleibt trotz jedem Wetter stehen (siehe auch Baum, S. 148 f.).

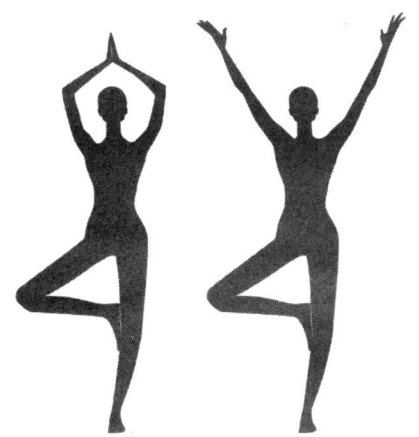

Vor Prüfungen – Mutmacher

Die Asanas, die uns äußerlich groß machen, machen uns auch innerlich groß. Sie verleihen uns Selbstvertrauen. Sie sollten jedoch mit Spannung und frohem Geist durchgeführt werden, damit sie ihre Wirkung entfalten können.

ZEHENSTAND

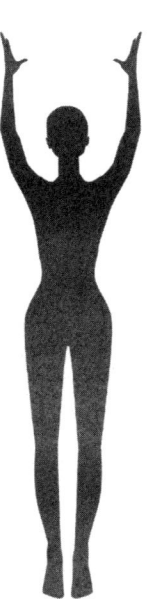

Wenn der Zehenstand konzentriert und langsam durchgeführt wird, bündelt er unsere Energie und macht uns stark für Auftritte und Prüfungen.

- Stelle dich gerade und aufrecht hin. Die Füße sind fest auf dem Boden und hüftbreit voneinander entfernt.
- Nun richte dich auch innerlich auf, hebe dabei beide Arme gerade und mit Spannung nach oben, hebe die Fersen und atme dabei ein.
- Der Blick geht auch nach oben zu den Händen.
- Beim Ausatmen werden die Fersen und die Arme synchron gesenkt.
- Wiederhole diese Übung mehrfach.

Bei Verdauungsbeschwerden

Die Übungen aktivieren die Verdauungsorgane durch sanfte Massage und tragen so dazu bei, Verdauungsbeschwerden abzubauen.

DREHSITZ

Der Drehsitz kann helfen, den Körper zu entgiften (siehe auch Drehsitz, S. 156 f.).

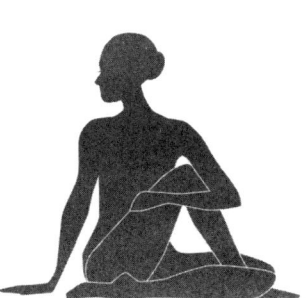

KATZE

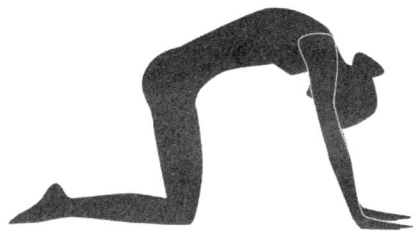

Komme in den Vierfüßlerstand, und mache einen ausgiebigen Katzenbuckel. Du kannst die Massage des Darmes noch verstärken, indem du die Bauchmuskulatur nach innen ziehst (siehe auch Katzenflow, S. 79 f.).

KROKODILDREHUNG

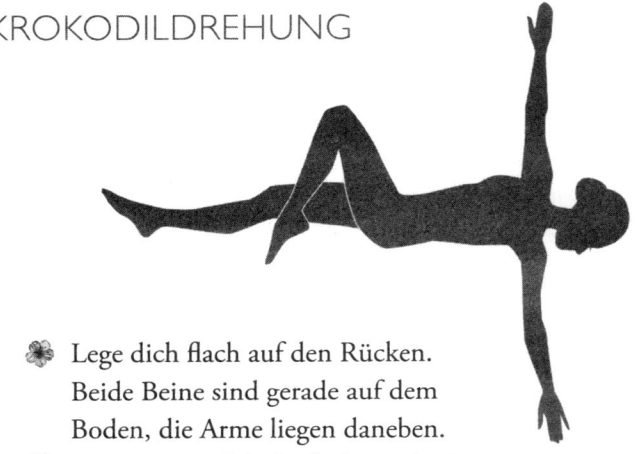

- Lege dich flach auf den Rücken. Beide Beine sind gerade auf dem Boden, die Arme liegen daneben.
- Die Arme in Schulterhöhe ausbreiten. Die Handinnenflächen sind zum Boden gerichtet.
- Nun stelle den linken Fuß neben das rechte Knie, und lasse das linke Bein anschließend nach rechts sinken.
- Körper, Arme und Becken bleiben stabil auf dem Boden. Du bleibst einige Sekunden in der maximalen Dehnung.
- Dann drehst du dich zur Mitte und machst die Übung mit dem anderen Bein.

Stärkt die Schultern

Besonders Frauen haben häufig das Problem, dass Arme und Schultern nicht sehr kräftig sind. Bei diesen Asanas werden diese Bereiche des Körpers gut geschult, weil wir für diese Übungen einen festen Stand benötigen. Meist fällt uns gar nicht auf, dass wir Schultern und Arme dabei kräftigen.

FLOW – DER HUND, DER NACH HINTEN SCHAUT, UND DAS BRETT

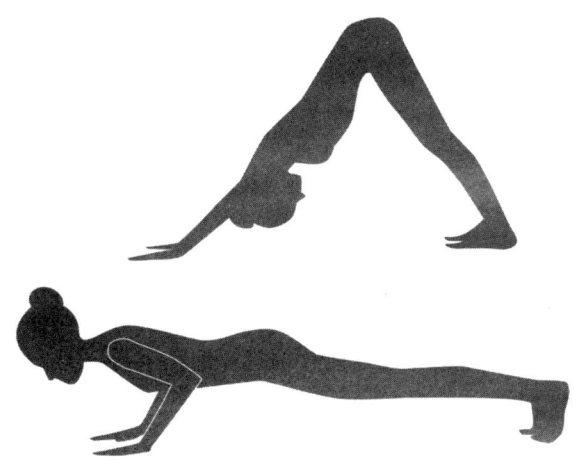

- Zunächst gehst du in den Vierfüßlerstand. Aus diesem heraus drückst du dich mit beiden Armen nach oben, sodass am Ende dein Po den höchsten Punkt darstellt.
- Die Arme sind durchgedrückt.
- Dehne deine Schultern und deine Beine, eventuell ist es einfacher, wenn du dich auf die Zehen stellst.
- Achte bitte darauf, dass dein Nacken ganz entspannt ist.
- Begib dich in eine Art Liegestütz.
- Der Rest des Körpers ist angespannt und schwebt wie ein Brett über dem Boden.
- Beim Flow gehst du aus der Haltung des Hundes gleich in die Haltung des Bretts über.

FLOW: BRETT – SEITSTÜTZ – NACH HINTEN SCHAUENDER HUND

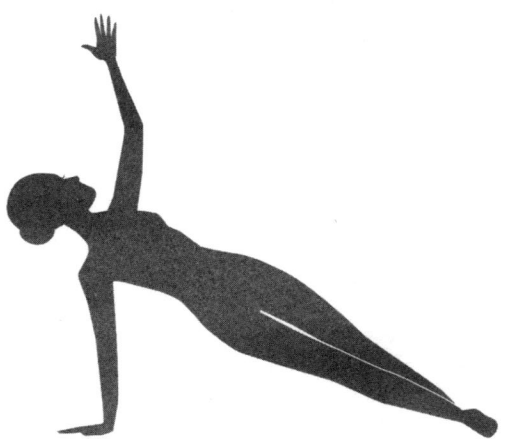

- Mache das Brett (siehe auch Seite 229) mit durchgestreckten Armen.
- Nachdem du diese Position einige Zeit gehalten hast, verteilst du das Gewicht auf eine Seite.
- Hebe den Arm der anderen Seite gerade und ausgestreckt nach oben. Dein ganzer Körper bildet eine Linie. Der Blick ist auf die gehobene Hand gerichtet.
- Nach einer Weile kommst du wieder in die Bretthaltung.
- Nun ist die andere Seite dran.
- Zum Schluss gehst du in die Position des nach hinten schauenden Hundes (siehe Seite 229).

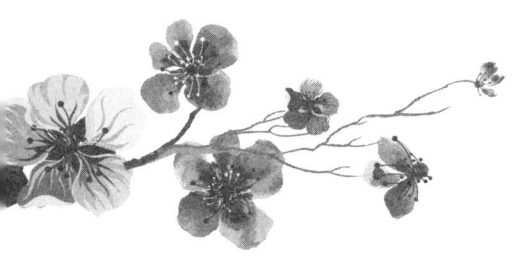

Meditation ins Leben integrieren

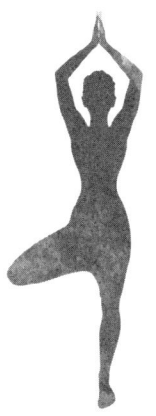

Interessanterweise höre ich oft von Mitmenschen: »Ich kann nicht meditieren. Ich kann gar nicht so lange ruhig sitzen.« Und: »Meine Gedanken springen hin und her. Ich kann nicht loslassen und mich nicht konzentrieren.«

Dabei brauchen wir uns gar nicht so viele Gedanken darum zu machen.

Meditation ist nichts, was wir wirklich lernen müssen. Wer atmen kann, der kann auch meditieren. Allerdings ist es etwas, was wir zulassen müssen. Die Beschäftigung mit sich selbst, das Hineinhören in seinen Körper und seinen Atem machen die Meditation aus.

Ganz von allein wird der Geist ruhig. Eine liebe Freundin, die Meditationstrainerin ist, erzählt ihren Klienten von einem Fluss. »Stell dir vor, du sitzt an einem Fluss. Er fließt von links nach rechts. Im Fluss schwimmen etliche Blätter, denn es ist Herbst. Setze jeden herannahenden Gedanken auf ein Blatt, und lass ihn vorüberziehen. Später kannst du diesen Gedanken wieder abholen, wenn du ihn brauchst.«

Tipps für eine gelungene Meditation

Wer jedoch gern eine kleine Anleitung und Hilfestellung für seine Meditationspraxis wünscht, findet ganz bestimmt unter den folgenden Punkten etwas, was ihm auf dem Weg hilft:

- Nimm dir zehn Minuten Zeit. Stelle dir gern eine Uhr.
- Setze dich bequem und gerade hin. Wenn wir gerade sitzen, kann der Atem ruhig und besser fließen. Es muss kein Lotussitz oder Schneidersitz sein (schaut einfach nur professioneller aus). Ein Meditationskissen ist oft sehr hilfreich, um wirklich gerade und aufmerksam zu sitzen. Später kann es ein schönes Ritual werden, wenn du das Kissen zur Hand nimmst.
- Wenn du morgens und abends zu müde bist, probiere es mittags oder zu einer anderen Tageszeit aus. Jeder hat einen anderen Rhythmus und ist zu einer anderen Zeit empfänglich für Meditation.

- ❀ Suche dir einen ruhigen Ort, einen Ort, an dem du dich wohl und geborgen fühlst. Das kann die Yogamatte im Wohnzimmer sein, der Stuhl im Schlafzimmer oder im Garten, aber natürlich auch eine Parkbank, die an einem ruhigen Ort steht.
- ❀ Es hilft, eine Kerze anzuzünden. Ganz gleich, ob es sich um eine Duftkerze handelt, deren Geruch du gern magst, oder eine einfache Kerze, deren Flamme du beobachten kannst.
- ❀ Ein Räucherstäbchen versetzt dich ebenso in eine meditative Stimmung.
- ❀ Leise Musik kann sehr hilfreich sein. Es gibt sehr schöne Mantramusik, aber auch spezielle Meditationsmusik. Es gibt sogar Meditations-Apps, bei denen du eine Zeitdauer festlegen kannst.
- ❀ Vielen hilft es auch, eine spezielle Figur oder ein Bild anzuschauen. Eine ganz besondere Energie geht von einer Buddhafigur aus. Jedoch Achtung: Bitte keine abgeschnittene Buddhafigur verwenden. In unseren Breitengraden werden häufig Buddhaköpfe verkauft. Nimm einen ganzen Buddha. Es ist natürlich besonders schön, wenn es sich um eine echte antike Figur handelt.
- ❀ Du kannst auch eine Meditationskette verwenden (Mala-Kette, buddhistische Gebetskette oder einen Rosenkranz). Dann hast du etwas in der Hand, was dir zusätzlichen Halt gibt.
- ❀ Bei Meditation ist es wie mit den meisten Sportarten: Es gibt Tage, an denen es besser funktioniert, und Tage, an denen es einfach nicht geht. Du bist nicht verpflichtet zu meditieren. Bitte zwingen dich nicht. Es kann sein, dass du eines Tages einen viel besseren Zugang findest als heute. Wir können ein Le-

ben lang meditieren und uns darin üben, ruhiger, achtsamer und geduldiger mit uns selbst zu sein. Du musst nicht ab sofort jeden Tag zehn oder sechzig Minuten meditieren. Versuche dennoch, eine gewisse Regelmäßigkeit zu schaffen.

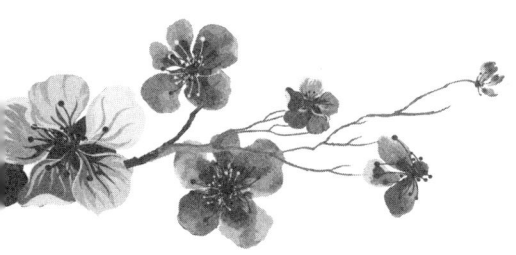

Nachwort

Für mich ist Meditation mein Lebenselixier. Ich möchte diese Zeit mit mir selbst nicht mehr missen. Es ist ein Tool, welches jeder Mensch bei sich trägt. Viele jedoch wissen es nicht, nutzen es nicht. Es ist quasi eine Apotheke in uns drin. Wir brauchen uns nur zu bedienen.

In Yoga und Meditation sind unser Seelenheil und unser Lebensglück gepaart mit körperlicher Fitness und Vitalität.

Es erfüllt mich mit Dankbarkeit und Glück, dass ich dieses Tool für mich entdeckt habe. Die Heilung ist in uns drin. So oft suchen wir im Außen. So oft nehmen wir Medikamente mit sehr vielen Nebenwirkungen. Es erscheint uns für den Augenblick schneller und einfacher zu sein, jedoch übersehen wir die Nachteile.

Wie häufig verdrängen wir Gefühle? Manchmal wissen wir selbst gar nicht mehr, was uns ausmacht, wer wir sind. Wir beschäftigen uns mit so vielen Dingen, kennen so manche Filmfigur besser als uns selbst. Ich bin unendlich glücklich und dankbar für die vielen tollen Gespräche, die ich für dieses Buch geführt habe. So viele tolle Menschen, die Yoga und Meditation für sich entdeckt haben und in ihr Leben täglich integrieren oder gar ihr Leben danach ausgerichtet haben. Er schein häufig die beste und natürlichste Konsequenz zu sein.

Ich freue mich, wenn ich mit diesem Buch andere Menschen, vielleicht dich, zu Yoga und zur Meditation animieren kann. Es ist etwas Wunderschönes, Individuelles. Yoga hat nichts mit dem Alter, der Kleidergröße, dem Körpergewicht, dem Geschlecht oder der Flexibilität des Körpers zu tun. Yoga ist keine Akrobatik. Diesen Anschein macht es manchmal, wenn wir schöne Figuren in Zeitschriften oder in den sozialen Medien sehen. Nein, Yoga hat nur mit uns selbst etwas zu tun. Natürlich ist es hilfreich, ganz besonders zu Beginn, eine Yogagruppe aufzusuchen. Nimm Stunden, lasse dich anleiten. Dann entscheide für dich, ob du Yoga lieber für dich daheim oder in einer Schule in einer Gruppe praktizieren möchtest.

Auf jeden Fall wirst du nach einiger Zeit merken, um wie viel reicher dein Geist und dein Leben werden.

Ich freue mich jetzt schon für dich!
Deine Annette Jasper

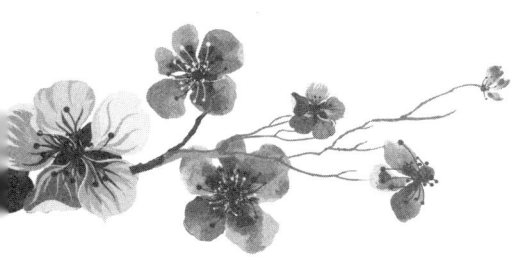

Danke

Dieses Buch ist eine ganz große Herzensangelegenheit für mich. Ich bin sehr glücklich darüber, dass du es in der Hand hältst. Ich hoffe, ich konnte dir einige Anregungen und Inspirationen vermitteln. Selbstverständlich wäre dieses Buch nie entstanden, wenn nicht mein lieber Mann immer hinter mir stehen würde. Er hält mir den Rücken frei, stärkt mich, fängt mich auf, ist aber auch mein größter Kritiker. Er ist der Fels in meinem Leben. Danke, Sören.

Meine wundervollen Kinder geben mir jeden Tag Kraft und Inspiration. Für sie habe ich die vielen Therapien überstanden. Ich wollte sie aufwachsen sehen. Sie sind so tolle Menschen geworden und sind nun schon fast erwachsen. Ich freue mich über jeden Tag, den ich mit ihnen sein darf. Danke euch beiden!

Meine Oma war ein ganz besonderer Mensch, der immer an mich glaubte. Sie weilt nicht mehr unter uns, in meinem Herzen ist sie jedoch für immer. Danke, Omilein!

Meine Mutter und meine Geschwister unterstützen mich und sind immer für mich da. Ich danke euch!

Selbstverständlich wäre dieses Buch nie entstanden, wenn der Komplett-Media-Verlag, allen voran Julia Loschelder und Verena Schörner, mich nicht unterstützt hätten. Ich danke Julia Feldbaum für die unfassbar geduldige und verständnisvolle Zusammenarbeit. Als Lektorin hat sie mich liebevoll und mit viel Verständnis begleitet.

Jürgen Höller danke ich für das wundervolle Vorwort. Es ist mir ein großes Herzensanliegen zu vermitteln, dass Yoga und Meditation keine »Frauensache« ist. Es ist einfach die beste Möglichkeit, mit sich selbst in Kontakt zu treten und neue Energie zu erlangen.

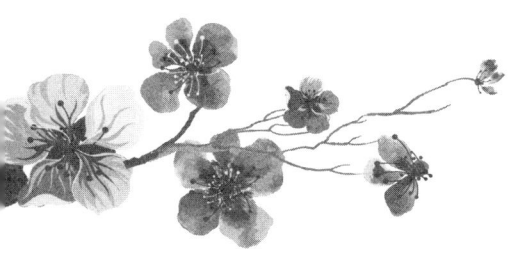

Bücher zum Weiterlesen

Dispenza, Dr. Joe: Du bist das Placebo, Bewusstsein wird Materie, Koha-Verlag 2014

Esch, Prof. Dr. Tobias: Der Selbstheilungscode, Die Neurobiologie von Gesundheit und Zufriedenheit, Beltz Verlag 2017

Heß, Bettina und Heß, Dr. G. Michael: Individuelle Yogapraxis, Verlag Via Nova 2017

Mittag, Martina: Hatha Yoga, Meyer & Meyer Verlag 2018

Murphy, Dr. Joseph: Die Macht Ihres Unterbewusstseins, Ariston Verlag in der Verlagsgruppe Random House 2015

Northrup, Dr. Christiane: Weisheit, die ureigene Mitte finden, Arkana Verlag in der Verlagsgruppe Random House 2017

Rodrigues, Dinah: Hormonyoga, Schirner Verlag 2006

Saidman Yee, Colleen: Yoga for Life, Atria Paperback 2015

Sailer, Laura Malina: Mögest du glücklich sein, Verlag Komplett-Media 2017

Stephanie, Ilan: Lieb und teuer, Ecowin Verlag 2017

Trökes, Anna: Das große Yoga-Buch, Gräfe und Unzer Verlag 2018

Walsch, Neal Donald: Gespräche mit Gott, Arkana Verlag in der Verlagsgruppe Random House 2009

Yoga und Meditation hat auch dir geholfen?
Teile deine Geschichte mit uns:
www.yoga-sei-dank.de